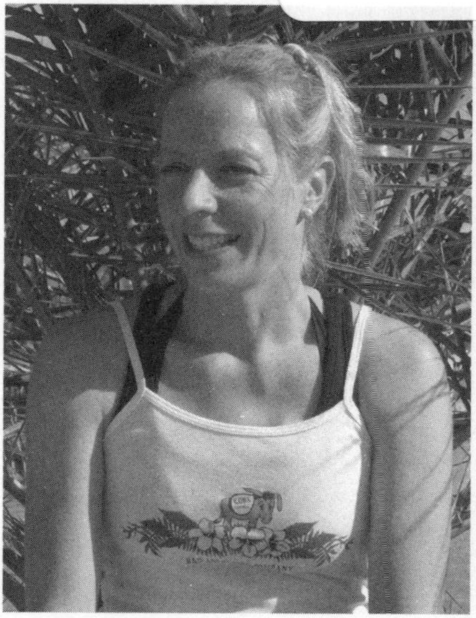

Gritt Liebing, geboren 1965, wächst im Schwarzwald auf. Schon seit frühester Kindheit wird sie von der Naturverbundenheit, Tierliebe und Liebe zum Ausdauersport ihrer Eltern geprägt. Nach Schule und Ausbildung findet sie schließlich ihren Traumjob bei einem Sportartikelhersteller. In ihrer Freizeit betreibt sie Ausdauersport und engagiert sich ehrenamtlich im Tierheim. Im Jahr 1999 wird ein Gendefekt an ihrem Herzen diagnostiziert, der nur mittels eines implantierten Defibrillators behandelt werden kann. Gritt Liebing kämpft gegen den lauernden Tod, auch indem sie sportliche Herausforderungen sucht, denn sie sagt: Ich muss nur schneller sein als der Tod.

Gritt Liebing

Ich übe das Sterben

Ein schwaches Herz, ein starker Wille
und jeden Tag ein neuer Sieg

BASTEI
LÜBBE
TASCHENBUCH

BASTEI LÜBBE TASCHENBUCH
Band 61671

1. Auflage: Oktober 2010

Bastei Lübbe Taschenbuch in der Bastei Lübbe GmbH & Co. KG

Originalausgabe

Lektorat: Daniela Jarzynka
Titelillustration: Christina Biemer
Umschlaggestaltung: Birgit Schwarz
Autorenfoto: Andreas Moll
Satz: hanseatenSatz-bremen, Bremen
Gesetzt aus der Stempel Garamond
Innenillustration Hunde: Anja Kohl
Innenillustrationen Defibrillatoren: Armin Enders
Druck und Verarbeitung: GGP Media GmbH, Pößneck
Printed in Germany
ISBN 978-3-404-61671-8

Sie finden uns im Internet unter
www.luebbe.de
Bitte beachten Sie auch: www.lesejury.de

Der Preis dieses Bandes versteht sich einschließlich
der gesetzlichen Mehrwertsteuer.

Für Pickwick und Merlin

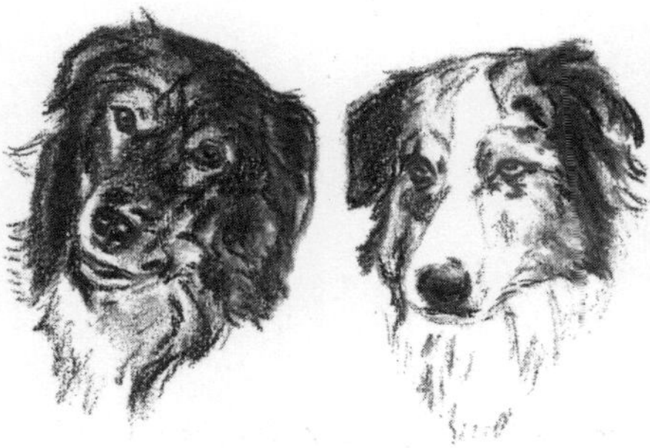

*Stillstand ist der Tod, geh voran, bleibt alles anders …**
Wie ein roter Faden ziehen sich diese Worte durch mein Leben. Ich war immer in Bewegung und werde es immer sein. Seit nunmehr zehn Jahren bin ich aber vielmehr auf der Flucht als einfach nur in Bewegung. Auf der Flucht vor dem Tod, der mir jeden Tag die knochige Hand auf die Schulter legt, der nachts neben mir am Bett sitzt, der mir an den merkwürdigsten Orten auflauert und der immer wieder versucht, mir den Weg abzuschneiden.

---

* zitiert aus »Bleibt alles anders« von Herbert Grönemeyer

Herzschläge

Der Halbmarathon

Einen Tag vor dem Wettkampf reise ich zu den Weltmeisterschaften im Halbmarathon in der Schweiz an. Meine Aufgabe ist es, dort Athleten zu betreuen, die von meinem Arbeitgeber – einem amerikanischen Sportartikelhersteller – gesponsert werden.

Ich werde auch selbst dort laufen und meinen ersten Wettkampf absolvieren, der über die Zehn-Kilometer-Marke hinausgeht. Neben den Weltmeisterschaften gibt es einen gesonderten Lauf, an dem jeder, der möchte, teilnehmen kann. Dort werde ich starten.

Ausdauersport begleitet mich, seitdem ich drei Jahre alt bin. Damals nahm mein Paps mich zu einem Wettkampf mit, und ich bin meine ersten achthundert Meter gelaufen. Stolz trug ich anschließend die Medaille um den Hals. Diese Liebe zum Sport und die Erinnerungen an Laufveranstaltungen gehören wohl zu meinen eindrücklichsten Erlebnissen meiner Kindheit.

In der Schweiz wohne ich mit einer kenianischen Läuferin in der Wohnung eines Bekannten. Wir kochen dort zusammen und haben viel Spaß. Auch wenn die Kenianerin wenig Englisch und gar kein Deutsch spricht, unterhalten wir uns mit Händen und Füßen und verbringen eine sehr lustige und kurzweilige Zeit miteinander.

Am Abend vor dem Wettkampf treffe ich viele Eliteathleten bei einem großen Abendessen. Es ist interessant, diesen Menschen zu begegnen, und noch interessanter ist es zu sehen, dass keiner dieser Weltklasseläufer Starallüren hat. Der Abend motiviert mich noch mehr für den kommenden Tag. Unter all diesen Spitzenläufern fühle ich mich zwar einerseits winzig klein, aber andererseits genieße ich auch das erhebende Gefühl, all diese Leute kennenzulernen.

Am nächsten Morgen bin ich so nervös, dass ich meine Arbeit nicht gut mache. Ich bin keine große Hilfe für die Läufer, nehme zu wenig Rücksicht auf sie und habe das Gefühl, sie noch nervöser zu machen, als sie es ohnehin sind.

Nervös und aufgeregt verfolgen mein Kollege Pieter und ich auf der großen Leinwand im Zielbereich, was auf der Laufstrecke passiert. Leider kommt keiner »unserer« Athleten aufs Treppchen, und ein wenig Enttäuschung macht sich breit. Aber unsere kenianischen Schützlinge haben ein sonniges Gemüt, und so reichen ein paar aufmunternde Worte meinerseits, um ihnen ein Lächeln auf ihre Gesichter zu zaubern.

Meine Miene hingegen verfinstert sich immer mehr, je näher mein Rennen rückt. Ich renne vor lauter Nervosität andauernd zur Toilette und bin unruhig. Wie wird wohl so ein langer Lauf sein? Kann ich das Tempo richtig einteilen? Kann ich genügend Nahrung und Getränke aufnehmen, um durchzuhalten? Fragen über Fragen in meinem Gedankenkarussell.

Dann geht es endlich los. Ich bin froh, an den Start gehen zu können. Im Block der Amateure bereite ich mich auf das Rennen vor. In meinem Inneren breitet sich eine Mischung aus Vorfreude, Angst und Stolz aus.

Kurz vor dem Start treffe ich völlig unerwartet auf einen alten Bekannten eines Triathlonvereins meiner Heimatstadt, der inzwischen in der Schweiz wohnt. Wir laufen gemeinsam los. Er gehört zu den schnelleren Läufern, und auch die Athleten um mich herum ziehen mich mit. Ohne es zu merken, gehe ich den Halbmarathon viel zu schnell an.

Als ich das erste der Schilder erreiche, die mit Kilometerangaben die Strecke säumen, bin ich erstaunt: Ich habe den ersten Kilometer in weniger als fünf Minuten zurückgelegt. Das ist mehr als nur zu schnell. Ich verlangsame abrupt mein Tempo und werde von einer scheinbar endlosen Anzahl von Läufern überholt. Ich versuche, es gelassen hinzunehmen, auch wenn es mir schwerfällt. Bei den folgenden Kilometerschildern freue ich mich, weil ich bei einem Schnitt von knapp unter sechs Minuten pro Kilometer jetzt genau im Zeitplan liege. Bis fast zur Hälfte der Strecke – bei Kilometer zehn – fühle ich mich total gut und genieße einfach nur das Lauferlebnis.

Ein junger Läufer schließt zu mir auf. Wir laufen plaudernd nebeneinanderher und beschließen, gemeinsam die Ziellinie zu überqueren. Fünf Kilometer vor dem Ziel wollen wir das Tempo etwas verschärfen. Endspurt! Wir stellen das Plaudern ein, um uns ganz auf das Laufen zu konzentrieren und die dadurch gewonnene Luft für unser schnelleres Lauftempo zu nutzen.

Kurze Zeit später verspüre ich ein Druckgefühl auf der Brust, so, als ob mir jemand den Brustkorb zusammendrückt. Plötzlich kann ich nicht mehr wirklich durchatmen und drossle mein Tempo. Angst kriecht in mir hoch, denn diese Luftnot und den Druck im Oberkörper habe ich in meinem Leben noch nie erlebt.

Mein Laufkollege versucht, mich mitzuziehen und spornt mich mit dem Spruch an: »Komm, du schaffst das!«

Doch ich muss vor meiner Atemnot kapitulieren. Ich kann das Tempo nicht durchhalten. Es geht einfach nicht. Ich schicke den jungen Mann weiter, was mir in dem Moment fast wie eine Befreiung erscheint, denn so kann ich mein eigenes Tempo weiterlaufen. Ich werde immer langsamer, schnaube wie ein Walross, und allmählich fangen meine Arme und Beine an zu kribbeln. Sauerstoffmangel. Nur nicht gehen. Immer weitertraben. Es sind nur noch zwei Kilometer.

Es werden die längsten zwei Kilometer meines Lebens. Wie in Trance bewegen sich die Beine. Immer eines vor das andere. Mit jedem Schritt aber werden meine Beine schwerer. Bald kann ich sie kaum mehr spüren. Die Sohlen meiner Laufschuhe schleifen über den Boden. Wie aus der Ferne höre ich den Zuruf meines Kollegen Pieter: »Hey 3D, nur noch ein Kilometer!« Ich freue mich über das Anfeuern, doch in meinem Kopf ist nur noch ein Gedanke: ankommen!

Dann sind es noch tausend Meter – ungefähr eintausendfünfhundert Schritte bis ins Ziel. Der Weg scheint endlos zu sein. Inzwischen spüre ich weder Arme noch Beine und japse immer heftiger nach Luft. Aufzugeben kommt mir jedoch nicht in den Sinn. Dafür habe ich zu viel trainiert, zu viele Hoffnungen in dieses Rennen gesteckt, und ich habe in meinem Sportlerleben noch niemals einen Wettkampf nicht beendet. Der Weg ist das Ziel, die Zeit wird zur Nebensache.

Meinen Blick richte ich nach vorne und beginne, meine Schritte zu zählen. Eins, zwei, drei, … Dann endlich sehe ich es, in großen Buchstaben steht auf einem Banner: Z, I, E, L. Ich buchstabiere das Wort leise vor mich hin, motiviere mich damit selbst.

Und dann überquere ich die Ziellinie.

Ich kann keinen klaren Gedanken fassen. Alles um mich herum läuft ab wie im Film. In meinem Kopf ist absolute Leere – keine Freude, kein Stolz. Meine Arme und Beine sind bläulich gefärbt, mein Gesicht ist weiß wie Schnee. Bloß nicht hinsetzen, sonst komme ich nie wieder hoch. Pieter hängt mir meine Jacke um, und meine kenianischen Schützlinge bringen mir Tee, Wasser und Bananen. Verkehrte Welt, denn schließlich bin ich hier, um sie zu betreuen, und nicht umgekehrt. Aber es tut gut, so umsorgt zu werden.

Irgendwie schaffe ich es unter die Dusche. Mit dem warmen Wasser kehren meine Lebensgeister langsam zurück.

Dennoch bin ich froh, dass Pieter sich bereit erklärt, den Wagen nach Hause zu fahren. Die Heimreise ist lang. Als wir schließlich fahren, ist es dunkel, und ich bin müde wie nie zuvor. Doch ich kann keine Sekunde schlafen. Mein Herz stolpert vor sich hin, und ich verspüre eine nie gekannte innere Unruhe.

Diese Unruhe wird am nächsten Tag vom Alltag verdrängt. Und endlich macht sich ein Gefühl von Glück und Stolz über den absolvierten Halbmarathon in mir breit. Ich bin zwar nicht ganz die geplante Zeit gelaufen, aber ich bin angekommen. Und ich habe gekämpft, um das Ziel zu erreichen – mit aller Kraft, die in mir steckt.

Abends hänge ich mit einer Tüte Chips vor dem Fernseher ab und versuche abzuschalten. Doch je müder Körper und Geist werden, desto unruhiger hämmert mein Herz. Ich kann es nicht mehr ignorieren. Und ich spüre wieder ein leichtes Gefühl der Angst, das ich so nicht kenne.

Was ist los mit mir? Bin ich übertrainiert? Soll ich vielleicht zum Arzt gehen? Nein, den letzten Gedanken zerschlage ich sofort wieder. Denn möglicherweise könnte ein Arzt mir von einem Marathon abraten. Und der steht schließlich schon bald bevor. In vier Wochen.

Ich trainiere also weiter und schiebe die Trainingseinheiten immer weiter in den späten Abend hinein, um nicht auf den unruhigen Rhythmus meines Herzens lauschen zu müssen, sobald ich daheim zur Ruhe komme.

Ich greife zu allen möglichen Hausmittelchen, um nachts einigermaßen zu schlafen. Doch viel hilft es nicht: Ich habe mit Schlaflosigkeit zu kämpfen, die mich nicht nur körperlich müde macht.

Auch nach Tagen ist mein Zustand nicht besser geworden – im Gegenteil: Beim Training kämpfe ich gegen Atemnot an, Schlaflosigkeit und Unruhe machen mich gereizt und aggressiv. Also bleibt mir wohl doch nichts anderes übrig, als einen Arzt zu konsultieren.

Nach einer kurzen Unterhaltung und einer Untersuchung teilt mir die Ärztin Frau Seifert mit, dass sie meinen Beschwerden mit einem Langzeit-EKG auf den Grund gehen möchte. Ein Langzeit-EKG habe ich bisher noch nie machen müssen, aber da mir meine Ärztin das Prozedere genau erklärt, macht mir die Untersuchung keine Sorgen. Zu diesem Zeitpunkt ahne ich noch nicht, dass es der Beginn einer kardiologischen Odyssee ist.

Im Gespräch mit ihr höre ich zum ersten Mal das Wort *Extrasystole*. Meine Ärztin erklärt mir geduldig, dass dies Extraschläge außerhalb des normalen Herzrhythmus sind. Die Aussage verursacht einen Kloß in meinem Hals, aber Frau Seifert beruhigt mich, indem sie sagt, dass jeder Mensch diese Extrasystolen habe und diese zunächst als ungefährlich einzustufen seien.

Doch an einem Vierundzwanzig-Stunden-EKG führt kein Weg vorbei, und so kehre ich mit dem kleinen schwarzen Kasten und drei Elektroden auf der Brust nach Hause zurück.

Der Anordnung von Frau Seifert, diesen Tag mit dem Langzeit-EKG genauso zu verbringen wie alle anderen Tage, leiste ich Folge. Das Gerät beachte ich also nicht, so gut es geht. Allerdings nerven mich die Elektroden, denn sie verursachen einen Juckreiz, sodass ich das Kästchen nicht komplett ignorieren kann.

Als ich das Gerät am nächsten Abend in der Arztpraxis abliefere, erfahre ich von der Sprechstundenhilfe, dass die Auswertung ungefähr eine Woche dauert, da sie von einem Spezialisten – einem Kardiologen – vorgenommen wird.

Natürlich bin ich gespannt auf das Ergebnis der Auswertung. Doch ich muss mich gedulden. Um mich abzulenken, stürze ich mich in die Arbeit und spule täglich meine Trainingskilometer für den bevorstehenden Marathon herunter. Ich fühle mich in den Tagen nach der Untersuchung wesentlich besser als vorher, weil ich mich in der Sicherheit wiege, dass meine Extrasystolen ungefährlich sind. Immerhin hat jeder Mensch sie.

Nach fünf Tagen erhalte ich einen Anruf aus der Arztpraxis. Die Auswertung meines Langzeit-EKGs ist da, und ich soll noch am selben Tag vorbeikommen, um die Ergebnisse zu besprechen. Gut gelaunt und bei schönstem Sonnenschein mache ich mich kurze Zeit später auf den Weg.

Eine Stunde später sitze ich stocksteif, wortlos und blass im Sprechzimmer von Frau Seifert. Die kardiologischen Fachbegriffe schwirren wie ein Brummkreisel durch meinen Kopf. Das Einzige, was hängenbleibt, ist das Wort Herzschrittmacher. Das verstehe ich. Zumindest in Ansätzen. Ein Herzschrittmacher ist ein kleiner Apparat, der den Rhythmus des Herzens vorgibt, wenn dieses dazu selbst nicht mehr in der Lage ist.

Wie in Trance verlasse ich die Praxis und renne durch den nahegelegenen Park. Die Tränen laufen, ich kann nicht mehr denken.

Zu Hause angekommen, höre ich meine Lieblings-CD und trinke eine ganze Flasche Weißwein. Mit steigendem Alkoholpegel wird mein Kopf leer wie ein Vakuum, und ich kann mich sogar fast entspannen. Irgendwann, weit nach Mitternacht, schleppe ich mich in mein Bett und schlafe einen tiefen, kurzen und traumlosen Schlaf, bevor mein Wecker mich nur wenig später wieder in die Realität zurückholt.

Noch etwas verkatert, doch mit Blick in das helle Tageslicht versuche ich, meine Gedanken zu sortieren. Allerdings scheint es, dass sich in meinem Kopf immer noch ein Vakuum anstelle eines denkfähigen Organs befindet. Ob das an den Folgen des Genusses des geistvollen Getränks oder einfach an meiner Fähigkeit liegt, Dinge schlichtweg zu ignorieren, weiß ich nicht genau.

In einer Stunde habe ich einen Termin bei dem Kardiologen, der mein EKG ausgewertet hat. Ich bin zuversichtlich, dass der Herzschrittmacher nach dem Gespräch kein Thema mehr für mich sein wird. Die Medizin hat doch heutzutage unendlich viele Möglichkeiten. Außerdem ist so ein Apparat nur etwas für alte, schwache Menschen – nicht für mich, eine junge, sportliche Frau, die gerade dabei ist, Karriere zu machen. Wahrscheinlich bin ich nur übertrainiert und habe zu viel gearbeitet. Stress schlägt schließlich auf das Herz, das habe ich doch schon oft gehört.

Tatsächlich werden meine Gedankengänge im Gespräch mit dem Kardiologen teilweise bestätigt. Er rät mir, zunächst allgemein etwas kürzerzutreten. In vier Wochen will der Arzt dann ein weiteres Langzeit-EKG schreiben. Außerdem erklärt er mir, dass ein Herzschrittmacher nicht nur etwas für alte, unaktive Menschen ist, sondern dass es selbst Kinder und Sportler gibt, die mit einem solchen Ding leben. Außerdem, so teilt er mir mit, sei der Einsatz dieses Geräts keine große Operation. Die Angst vor dem Herzschrittmacher ist mir damit fast genommen.

Ermutigt von dem positiven Gesprächsverlauf stelle ich

ihm die für mich wichtigste Frage: »Kann ich an dem Marathon, der in zwei Wochen stattfindet, teilnehmen?«

Seine Antwort ist kurz und knapp: »Sie sind alt genug, um zu wissen, wie wertvoll Ihnen das Leben ist.«

Damit verabschiedet er sich.

Zwiegespalten zwischen Gefühlen der Angst und der Hoffnung, zwischen Vernunft und Willenskraft entscheide ich mich für die Teilnahme am Marathon in Frankfurt. Ich beschließe, diese Entscheidung mit niemandem zu diskutieren und niemanden um Rat zu fragen.

Die kommenden zwei Wochen lebe ich mit einer kleinen Lüge. Natürlich haben Freunde, Familie und Kollegen mitbekommen, dass ich gesundheitlich angeschlagen bin. Viele fragen mich, ob ich trotzdem am Marathon teilnehme – und ich verneine.

Ich fühle mich schlecht, weil ich unehrlich bin. Und weil ich genau weiß, dass eine Teilnahme wider jegliche Vernunft ist. Ich hadere mit mir. Zudem stolpert mein Herz mich allabendlich in den von Albträumen geschüttelten Schlaf.

Am Freitag vor dem Wettkampf hole ich meine Startunterlagen ab – mit Tränen in den Augen. Ich weiß, dass es unvernünftig ist, und bin verzweifelt. Was soll ich nur tun?

Am Samstag bin ich zerrissen, von Zweifeln zernagt. Ich sehe mir im Fernsehen den Wetterbericht an; stürmisch, regnerisch und kalt soll es werden. Ich packe meine Tasche: Energieriegel, Getränke, Bekleidung, Laufschuhe. Ich koche mir eine riesige Portion Nudeln und schaue mir noch einmal die Wettervorhersage an. Rational spricht alles gegen eine Teilnahme. Wer möchte schon an einem Sonntag um fünf Uhr aufstehen und 42,195 Kilometer von eisigen, nassen Windböen durchgeschüttelt werden? – Ich möchte das, mehr als alles andere!

Nach zwei Stunden unruhigen Schlafes fahre ich Sonntag los, in Richtung Frankfurt. Der Wind weht so heftig, dass mein Auto während der Fahrt richtig durchgeschüttelt wird. Regen klatscht gegen die Scheiben. Für eine Zehntelsekunde bereue ich, nicht auf meinen Verstand gehört zu haben.

Als ich die Halle mit den vielen Läufern betrete, wird mir klar, dass ich auf dieses Erlebnis nicht hätte verzichten wollen. Ich genieße die Atmosphäre und sauge sie auf wie ein Schwamm. Es riecht nach Massageöl. Überall liegen Bananenschalen und leere Verpackungen von Energieriegeln. Die Luft knistert. Die Anspannung ist jedem einzelnen Läufer ins Gesicht geschrieben. Die pure Aufregung durchströmt meinen Körper. Die Stimme der Vernunft hat Pause.

Als der Startschuss fällt, regnet es in Strömen. Es stört mich nicht im Geringsten. Im Gegenteil, jeder Regentropfen in meinem Gesicht spornt mich nur mehr an.

Die ersten drei Kilometer schieben sich die Massen dicht gedrängt durch das Bankenviertel Frankfurts. Die Häuser erscheinen heute noch höher als sonst. So hoch wie das Gefühl, von dem ich getragen werde. Bei Kilometer fünf hört es auf zu regnen, und ich nehme mir zum ersten Mal ein Getränk und ein Stück Banane am Verpflegungsstand. Um durchhalten zu können, habe ich mir vorgenommen, von Anfang bis Ende des Laufs keine Verpflegungsstation auszulassen.

Ich hätte nie gedacht, dass Laufen so viel Spaß machen kann. Ich laufe meistens gerne, aber dieses Marathon-Erlebnis ist nicht vergleichbar mit all den anderen Laufkilometern, die ich in meinem Leben schon zurückgelegt habe. Die Lauflust hat mich vollends gepackt. Ich genieße jeden einzelnen meiner Schritte.

Inzwischen hat sich die Sonne einen Weg durch die Wolken gebahnt. Die Strecke in Frankfurt bietet sehr viel Abwechslung. Meine Blicke und Gedanken schweifen an der Strecke entlang, und nur selten riskiere ich den Blick auf die Uhr. Mein ursprünglicher Ehrgeiz, das Ziel in einer Zeit von unter vier Stunden zu erreichen, hat sich aufgrund des Stolperns meines Herzens in den letzten Wochen in Luft aufgelöst.

Je näher ich Kilometer dreißig komme, desto mehr macht sich ein kleines Gefühl der Angst breit. Unter Marathonläufern erzählt man sich, dass irgendwann zwischen dem dreißigsten und vierzigsten Laufkilometer der berühmte »Mann mit dem Hammer« kommt. Der liegt irgendwo auf der Lauer, überrascht jeden Läufer genau dann, wenn er ihn nicht erwartet, und verursacht einen Kompletteinbruch.

Doch anscheinend hat der »Mann mit dem Hammer« Erbarmen mit mir. Die nächsten zehn Kilometer schaffe ich ohne größere Probleme. Die Füße schmerzen zwar, und ich will gar nicht darüber nachdenken, wie viele Blasen sich inzwischen an ihnen befinden, aber ich kann immer noch laufen, muss keine Gehpausen einlegen. Wahrscheinlich bewegen sich meine Beine im puren Endorphinstrom, dem sogenannten Runner's High. Ich bin richtig gut gelaunt.

Bis etwa zwei Kilometer vor dem Ende. Dann kommt er doch noch. Erbarmungslos schlägt er zu, der »Mann mit dem Hammer«. Jeder Muskel in meinem Köper schmerzt spürbar. Ich kann einfach nicht mehr. Dabei befinde ich mich in diesem Moment schon auf der sogenannten Zeil, der Einkaufsmeile in Frankfurt. Ich ächze und stöhne, bin frustriert. Zwei Bekannte an der Wegstrecke versuchen, mir Mut zu machen. Doch ich will einfach nicht mehr. Dabei sind es nur noch weniger als zwei Kilometer bis zum Ziel. Ich fange an zu gehen, bleibe stehen, überlege sogar, ob ich mich auf eine Bank in der Fußgängerzone setzen soll. Erst ungefähr achthundert Meter vor der Ziellinie kehrt mein Verstand zurück.

Ich schaffe es, den Schmerz und die Erschöpfung zu ignorieren und trabe los in Richtung Ziel. Der Sprecher redet mir aus der Seele, als ich mit hochgerissenen Armen durchs Ziel laufe: »Das ist wohl dein erster Marathon?! Das sieht man! Herzlichen Glückwunsch!«

Das Gefühl, das sich nun in mir ausbreitet, ist nicht in Worte zu fassen. Das kann nur ein Ausdauersportler nach getaner Arbeit nachvollziehen. Glück, Zufriedenheit, Stolz – unendlich viele positive Gefühle prickeln in meinem Körper. Vergessen sind alle Zweifel, Schmerzen und Qualen.

Ich stopfe mir Bananen und Äpfel in den Mund und spüle sie mit vielen Bechern Cola hinunter. Meine Bekannten klopfen mir auf die Schultern, hängen mir eine Jacke um.

Im Freudentaumel betrete ich wieder die Halle für die Läufer und schaue zum ersten Mal auf die Uhr. Trotz aller Strapazen habe ich es nicht versäumt, auf der Ziellinie die Stopptaste meiner Sportuhr zu drücken: vier Stunden fünfundvierzig Minuten fünfundvierzig Sekunden! Ich bin einfach nur glücklich.

Eine halbe Stunde nach dem Zieleinlauf wage ich es, meine Socken und Schuhe von den Füßen zu ziehen. Der Anblick ist grauenhaft: Die großen Zehen sind zwei riesige Blasen, und außerdem zähle ich sieben weitere Blasen an den Füßen. Ich wundere mich, denn als alter Läuferhase kaufe ich meine Laufschuhe grundsätzlich groß genug. Viel später erst erfahre ich den wahren Grund für die Blasenbildung: herzbedingtes Wasser in den Füßen.

Getragen vom Hochgefühl der gut überstandenen 42,195 Kilometer fühle ich mich auf dem Weg nach Hause so großartig wie noch nie. Ich habe es geschafft!

Zur Belohnung fahre ich durch den Drive-in Schalter eines Fast-Food-Restaurants. Noch nie haben Pommes und Burger besser geschmeckt. Und noch nie war mein Sofa bequemer. Darauf lasse ich mich fallen, als ich endlich in meiner Wohnung ankomme und den Rest des Abends als Couchpotato verbringen will.

Leider kann ich diese Trägheit nicht lange unbeschwert genießen. Mein Herz hämmert stärker und unregelmäßiger als je zuvor. Und wieder ist da diese Angst. War es ein Fehler, den Marathon zu laufen? Bezahle ich jetzt dafür?

Nach einer fast schlaflosen Nacht bewege ich mich am nächsten Tag im Büro wie ferngesteuert. Meine Füße schmerzen, und ich kann nicht aufhören, auf den Rhythmus meines Herzens zu achten.

Am darauffolgenden Tag nehme ich meinen vor zwei Wochen vereinbarten Termin im Städtischen Klinikum Darmstadt wahr, um mich dort noch einmal genau untersuchen zu lassen. Zu diesem Zeitpunkt ist mir noch nicht bewusst, dass sich mein Leben von nun an vollkommen verändern wird.

Gute zwei Wochen werde ich im Klinikum komplett auf den Kopf gestellt. Medizinstudenten der Universität Frankfurt kommen interessiert auf mich zu, um die Auswertungen meiner vielfältigen Elektrokardiogramme zu betrachten. Das Ausmaß meiner Herzrhythmusstörungen sprengt fast jedes Lehrbuch.

Ich bin in einem Vierbettzimmer untergebracht. In den zwei Wochen meines Aufenthaltes wird mir bewusst, wie viel Krankheit und Leiden es auf dieser Welt gibt. Ich versuche zwar, mich erst einmal nur auf mich selbst zu konzentrieren, um wieder gesund zu werden. Doch es gelingt mir nicht mal im Ansatz.

Besonders beschäftigt mich eine an Alzheimer erkrankte Frau, die nachts regelmäßig ihren Kot mitten in unserem Zimmer absetzt. Danach findet sie ihr Bett nicht mehr und versucht, bei mir oder einer anderen Patientin unter die Decke zu schlüpfen. Natürlich entbehren solche Situationen in diesen Momenten nicht einer gewissen Komik. Wenn man sich allerdings die Ernsthaftigkeit dieser Erkrankung, bei der man langsam sein komplettes Gedächtnis verliert, bewusst macht, ist es nicht mal mehr im Ansatz komisch.

Während dieses Krankenhausaufenthalts erlebe ich hautnah eine Reanimation, eine Wiederbelebung. Leider verläuft sie erfolglos, und ich sehe zum ersten Mal in meinem Leben einen Menschen sterben. Mit allem, was dazugehört: Blut, Geschrei, Spritzen, Panik, Resignation, Tränen, Wut, Frustration, einem mit einem Laken abgedeckten, leblosen Körper, einer nie gekannten, plötzlichen Stille – und einem Defibrillator.

Bei meinen Untersuchungen geben sich die Ärzte jede erdenkliche Mühe und testen diverse Antiarrhythmika – Medikamente zur Regulierung des Herzschlages – an mir. Und zum ersten Mal wird eine Elektrophysiologische Untersuchung per Herzkatheter bei mir durchgeführt.

Diese Untersuchung finde ich besonders interessant. Ein Katheter wird über ein Gefäß in der betäubten Leiste bis ins Herz vorgeschoben. Während der ganzen Prozedur liege ich unter einem Röntgengerät, sodass ich alles genauestens mitverfolgen kann. Das Ergebnis jedoch ist für alle Beteiligten vernichtend: Die Ärzte finden ungefähr dreißig zusätzliche Erregungsherde in den Vorhöfen meines Herzens.

Normalerweise wird das Herz im Sinusknoten erregt. Dieser leitet den dabei entstandenen Strom weiter in die Herzkammern und sorgt für deren Kontraktion. Dies sorgt dann für einen regelmäßigen Herzschlag. Im Gegensatz dazu ist mein Herzschlag sehr unrhythmisch, weil das Herz sich sozusagen wild im Kreis erregt.

Die vorläufige Diagnose sind multiple Herzrhythmusstörungen, die von den Ärzten jedoch alle zunächst als ungefährlich eingeschätzt werden, da sie aus den Vorhöfen kommen. Das bedeutet, der Blutfluss durch meinen Körper ist abgesichert. Es handelt sich lediglich um persönlich als unangenehm empfundene Unregelmäßigkeiten des Herzschlages.

Der Chef des Klinikums Darmstadt ist selbst auch Ausdauersportler und Triathlet, versteht daher meine Sorge, zukünftig keinen Sport mehr machen zu können, und nimmt ganz besonders Anteil an meiner Geschichte.

Er überlegt, ob mir vielleicht mithilfe des Ablationsverfahrens geholfen werden könne. Bei diesem Verfahren werden zusätzliche Erregungsbahnen in den Vorhöfen per Hochfrequenzstrom verödet. Dieses Verfahren ist weitestgehend schmerzfrei, in sehr vielen Fällen erfolgreich und wird auch über einen Katheter durch die Leiste durchgeführt.

Der Arzt kontaktiert weitere Spezialisten in Sachen Elektrophysiologie in der Kerckhoff-Klinik in Bad Nauheim. Gemeinsam fassen sie den Entschluss, dass diese Methode für mich nicht infrage kommt, weil sie für eine große Anzahl zusätzlicher Erregungsherde – so wie es bei mir der Fall ist – nicht geeignet ist. Ein Stück Hoffnung schwindet.

Auch die Medikamente, die mir während meines Klinikaufenthaltes verabreicht werden, zeigen entweder nicht den gewünschten Effekt oder beeinträchtigen mich durch ihre Nebenwirkungen.

Zwei Wochen später werde ich aus der Klinik entlassen – ohne Therapie. Es ist Mitte November, und ich stürze mich in Weihnachtsvorbereitungen und Jahresabschlüsse. Erleichtert durch die Diagnose aus der Klinik, versuche ich, meinem Herzschlag so wenig Aufmerksamkeit wie möglich zu schenken. Ich schaffe es sogar, die nächtlichen Unregelmäßigkeiten ohne Panik zu überstehen. Ich nehme mein Ausdauertraining wieder auf, ohne ein bestimmtes Ziel vor Augen zu haben. Daher trainiere ich nicht nach Plan, sondern nach Lust und Laune.

Zur Weihnachtszeit treffe ich einen Bekannten von mir. Er studiert in München Medizin und ist aus diesem Grund natürlich an meinen Herzrhythmusstörungen interessiert. Er macht gerade ein Praktikum in der Kardiologie im Klinikum Großhadern, das zum Deutschen Herzzentrum gehört. Er redet so lange auf mich ein, bis ich seinem Vorschlag nachgebe, dieses Klinikum Ende April aufzusuchen, um eine weitere ärztliche Meinung einzuholen. Schließlich will ich wieder zu dem Punkt zurückkehren, an dem ich jederzeit bedenkenlos meiner sportlichen Leidenschaft nachgehen kann. Und es gibt auch nach den bisherigen Untersuchungen noch viele Momente, in denen ich doch verunsichert bin. Immerhin geht es um mein Herz, den Motor meines und eines jeden menschlichen Körpers. Da kann es nicht schaden, wirklich auf Nummer sicher zu gehen.

Während es mir in den kommenden Wochen gesundheitlich einigermaßen gut geht, muss ich im Februar einen weiteren Schock verkraften, als ich auf meinem Schreibtisch eine betriebsbedingte Kündigung finde. Ich bin ab sofort freigestellt, das heißt, ich kann, nein, ich muss die Arbeit sofort niederlegen. Von jetzt auf gleich. Ich bin fassungslos, sprachlos, hoffnungslos. Mein Arbeitgeber, ein Hersteller von Sportartikeln, verlegt die deutsche Distribution in die Niederlande und schließt das Büro in Deutschland. Obwohl ich im internationalen Marketing tätig bin, trifft mich diese Veränderung; mein Aufgabenbereich wird künftig von den Kollegen der Mutterfirma in den USA übernommen.

Ich kann die Realität der Kündigung nur schwer fassen.

Meine Arbeit ist nicht nur irgendeine Möglichkeit, meinen Lebensunterhalt zu sichern. Ich mache diesen Job mit Leidenschaft. Meine Aufgabe ist es, Athleten zu betreuen – und das ist für mich ein Traum und die ideale Verbindung von Beruf und Privatleben. Dieser Job ist mein Lebensinhalt, neben dem Sport.

Was mich besonders erschreckt, ist, dass kein Mensch das Rückgrat besitzt, mir die schlechte Nachricht persönlich zu überbringen, die Kündigung von Angesicht zu Angesicht auszusprechen. Ich bin enttäuscht, wütend, frustriert und unfähig, auch nur einen einzigen klaren Gedanken in meinen Kopf zu bekommen.

Still packe ich meine persönlichen Sachen zusammen und gehe. Meinen Gefühlen – den Tränen – lasse ich erst freien Lauf, als ich im Auto sitze und nach Hause fahre. Ich fühle mich, als ob mir der Boden unter den Füßen weggezogen wurde. Es sollte nicht das einzige Mal in diesem Jahr sein, dass dieses Gefühl Besitz von mir nimmt.

Zuhause gibt es an diesem Abend nur Musik und eine bis mehrere Flaschen Bier. Ich fühle mich wie gelähmt, und nur mit vernebeltem Verstand ertrage ich die Situation irgendwie. Ich muss damit klarkommen, da habe ich keine Wahl. Aber ich bin gefallen, von einem Moment auf den anderen. Dass dies nicht mein tiefster Fall sein wird, weiß ich zu diesem Zeitpunkt glücklicherweise nicht.

Am nächsten Morgen weicht die Lähmung meinem im Grunde genommen unerschütterlichen Optimismus. Wieder bei klarem Verstand, kommt mir der führende Hersteller von Herzfrequenzmessgeräten mit Sitz in der Nähe von Darmstadt in den Sinn, der seit über einem Jahr Interesse an meiner Mitarbeit zeigt.

Das Glück ist auf meiner Seite: Am ersten März trete ich meine neue Stelle im Verkaufsinnendienst der Firma an. Ich bin keinen Tag arbeitslos. Mein Optimismus war mal wieder berechtigt.

Die neue Arbeit macht mir Spaß, obwohl die Kollegen zunächst recht verschlossen sind. Ich halte mich an Michael, einen alten Bekannten von mir, der bei der Firma im Außendienst tätig ist und dessen Gebiet ich auf seinen Wunsch hin im Innendienst betreue. Und ich halte mich an meine Kunden, die ich bereits durch meinen alten Arbeitsplatz kenne. Die Sportbranche ist klein, und man trifft immer wieder auf dieselben Personen. Das tut gut und erleichtert den Einstieg in den neuen Job ungemein. Aber schon bald lockert sich auch das Verhältnis zu meinen Kollegen, und ich fühle mich rundum wohl.

Auch in meinem Privatleben gibt es in dieser Zeit einige einschneidende Neuerungen. Es ist ziemlich turbulent. Mein Lebensabschnittsgefährte und ich trennen uns nach mehr als vier Jahren Beziehung und wagen es dennoch, mit zwei gemeinsamen Freunden eine Wohngemeinschaft in einem Haus zu gründen.

Ich bin so sehr damit beschäftigt, zu renovieren, umzuziehen, mich einzuarbeiten und mich von meinem Partner zu trennen, dass es mir leichtfällt, meine Herzfrequenz und die Kapriolen, die diese für mich bereithält, zu ignorieren.

Doch mein Herz lässt die Ignoranz nicht lange zu: Mein Termin im Klinikum Großhadern steht an. Ich bin nervös. Glücklicherweise wohnt eine Kollegin vom Außendienst in München ganz in der Nähe des Klinikums und bietet mir eine kostenlose Übernachtungsmöglichkeit an. Damit erspare ich mir einiges an Stress, da ich bereits am Abend vor dem Termin anreisen kann. Die Kollegin ist beruflich unterwegs, und ich verbringe die Nacht allein in einer fremden Wohnung auf einem überdimensionalen blauen Sofa.

Ich schlafe schlecht; zu sehr beschäftigt mich die anstehende Untersuchung. Das Klingeln des Weckers ist eine Art Erlösung.

Der Termin in der Klinik verläuft nach Schema F: Aufnahme, Ausfüllen mehrerer Fragebögen, Blutentnahme, Schreiben eines Elektrokardiogramms, grundsätzliche Überprüfung des allgemeinen Gesundheitszustandes und abschließend ein Gespräch mit einem weiteren Kardiologen. Wir vereinbaren einen weiteren Termin im Juni zu einer elektrophysiologischen Untersuchung und einem kurzen stationären Aufenthalt im Klinikum Großhadern.

Das passt zwar gar nicht in meinen persönlichen Plan, denn ich bin bei der neuen Firma noch in der Probezeit und habe natürlich Angst, dass mir die Fehlzeit negativ ausgelegt wird. Dennoch ist die Ungewissheit über meinen unruhigen Herzrhythmus so beängstigend für mich, dass ich den Termin im Klinikum auf jeden Fall wahrnehmen möchte.

Zwischenzeitlich ist aus unserer Wohngemeinschaft die Villa Kunterbunt geworden. Die Renovierungsarbeiten sind abgeschlossen, der Kühlschrank ist immer gut gefüllt, es gehen täglich die unterschiedlichsten Menschen aus und ein, und der Abwasch türmt sich im Spülbecken. Meine Mitbewohner – auch mein Ex – sind allesamt männliche Architekturstudenten und gute zehn Jahre jünger als ich. Zu diesem Zeitpunkt bereue ich es immer wieder, selbst nicht studiert zu haben. Ich denke, ich habe den Schritt, in diese Wohngemeinschaft zu ziehen, sicher auch gewagt, um mir wenigstens ein bisschen Studenten-Feeling zu verschaffen. Zudem will ich mir meinen nahezu pedantischen Putz- und Aufräumwahn unbedingt abgewöhnen. Dazu bietet dieses Haus die ideale Plattform. Denn entweder werde ich zur Putzfrau der gesamten Mannschaft und bin ständig genervt von

Schmutz und Unordnung, oder ich lerne, darüberzustehen, und nutze die gewonnene Zeit für erfreulichere Dinge – wie Sport. Es kommt, wie ich es mir gewünscht habe: Ich trainiere viel – nicht nur Radfahren, Schwimmen und Laufen, sondern auch, mit geschlossenen Augen am Schmutz vorbeizugehen. Das Training ist in jeder Hinsicht erfolgreich.

Im Mai begegne ich in meiner Firma einem interessanten Mann, Harald. Ich bin zwar nicht aktiv auf der Suche nach einem neuen Partner, aber ich verschließe auch nicht die Augen vor netten Männern. Ich begegne ihm nur kurz am Kopierer, stelle mich vor und wünsche ihm viel Erfolg. Er ist einer der Bewerber für die neu zu besetzende Stelle im Bereich Presse- und Öffentlichkeitsarbeit. In diesem Rahmen ist er einer von zwei Kandidaten, die einen Tag zur Probe arbeiten. Er ist blond, blauäugig, groß und ein passionierter Langstreckenläufer – mehr weiß ich zu diesem Zeitpunkt nicht von ihm. Dennoch reicht diese kurze Begegnung aus, dass ich immer wieder an ihn denke. Als ich zwei Wochen später erfahre, dass er tatsächlich der neue Mitarbeiter sein wird, freue ich mich. Einfach so.

Erste Begegnung mit dem Sterben

An einem Abend im Juni mache ich mich wieder auf den Weg nach München – zu meinem nächsten Termin im Klinikum Großhadern. Ein zweites Mal nutze ich die kostenfreie Übernachtungsmöglichkeit bei meiner Kollegin. Wieder ist sie unterwegs, und ich lande erneut auf der bekannten, überdimensionalen königsblauen Couch. In dieser Nacht schlafe ich traumlos und fest.

Es ist der 11. Juni, sieben Uhr morgens. Der Wecker klingelt. Plötzlich beginnt es, in meinem Kopf zu brummen, so, als ob er von einem Schwarm Hornissen befallen wird. Meine Arme und Beine sind schlagartig taub. Sekunden oder Minuten später finde ich mich mitten im Wohnzimmer auf dem Boden wieder, rufe laut um Hilfe und habe nicht den Hauch einer Ahnung, wie ich dorthin gelangt bin. Ich bin schweißgebadet, mein Herz rast wie verrückt, der Kopf brummt immer noch. Ich schleppe mich in den Flur, werde wieder bewusstlos, komme zu mir, bin völlig orientierungslos und habe zum ersten Mal Todesangst. Auf allen vieren krabble ich weiter ins Bad. Mir ist total übel. Ich verliere erneut die Besinnung, komme zu mir, reiße den Toilettendeckel nach oben und erbreche. Der Schweiß fließt in Bächen, der Kopf brummt weiter, die Gliedmaßen sind taub. Ich würge, ich heule, ich schreie um Hilfe. Ich zerre mir die Kleider vom Leib und krieche in die Dusche, setze mich hin und lasse das Wasser über meinen Körper laufen. Ich werde erneut ohnmächtig.

Nach einer sehr langen Zeit in der Dusche beginne ich, auf wackeligen Beinen und noch immer mit Todesangst in den Knochen, meinen Tag. Aufgrund der Anlaufschwierigkeiten stehe ich ziemlich unter Zeitdruck. Ich hoffe, meinen Termin im Klinikum noch pünktlich wahrnehmen zu können. Mit dem Auto sind es nur zehn Minuten bis zum Parkplatz der Klinik. Auf der kurzen Fahrt wird mir allerdings so übel, dass ich es gerade noch rechtzeitig schaffe, auf die Bremse zu treten, die Tür zu öffnen und bei noch laufendem Motor mitten auf dem Parkplatz zu erbrechen. Und auch der Weg vom Parkplatz in die Klinik erweist sich als fast unüberwindliches Hindernis. Ich habe nur eine kleine Tasche dabei, doch sie scheint über Nacht ein Gewicht von mehreren Tonnen erlangt zu haben. Zudem habe ich mit vielen Treppen zu kämpfen. Obwohl es nur ungefähr fünfhundert Meter bis zur Eingangspforte sind, erscheint mir die Entfernung schier endlos, und ich bleibe unterwegs mindestens zehnmal völlig erschöpft stehen. Als ich endlich das Klinikum betrete, zittere ich am ganzen Körper.

Im Aufnahmebereich ziehe ich eine Nummer und warte – abwechselnd schwitzend und frierend –, bis meine Nummer an einem der Aufnahmezimmer aufleuchtet. Die Formalitäten sind zügig erledigt, und ich mache mich auf den Weg zur Station. Als ich diese erreiche, herrscht dort der übliche Tumult des Krankenhausalltags. Gestresst wirkende Menschen mit weißen Kleidern huschen über die Gänge. In ihren Händen tragen sie Zeichen der Vielfalt ihrer Tätigkeit: Bettpfannen, Verbandsmaterial, Spritzen, Essenstabletts – immer im Dienste des Patienten. In dieses geschäftige Treiben platze ich hinein.

Der Krankenschwester, die mir mein Zimmer zeigt, erzähle ich, dass ich heute Morgen mehrmals bewusstlos war und erbrochen habe. Mit ihrer Vermutung, die Ursache dafür könnte die Nervosität wegen der bevorstehenden elektrophysiologischen Untersuchung sein, kann sie mich nicht beruhigen. Ich spüre immer noch pure Angst in mir. Außerdem habe ich das Gefühl, dass sie meine Aussagen nicht ernst nimmt.

Mühsam packe ich meine Tasche aus, rede ein paar kurze Sätze mit meinen zwei Zimmergenossinnen und lasse mich auf das Bett fallen. Mit den Kopfhörern meines Discman rette ich mich in eine entspannende Welt der Musik hinüber.

Wenig später kommt der Stationsarzt und bespricht mit mir die Prozedur der Untersuchung. Meine Erlebnisse vom Morgen lasse ich unerwähnt. Ich habe keine Lust, noch mal als Simulantin oder hysterische Zicke hingestellt zu werden, so wie es die Schwester vorher getan hat.

Während ich anschließend darauf warte, dass man mich ins Katheterlabor bringt, stelle ich überrascht und auch entsetzt fest, dass mein Kopfkissen einem Pelz gleicht. Ein Griff auf meinen Kopf und eine Hand mit Büscheln von Haaren bestätigen es: Ich verliere überdimensional viele Haare an diesem Tag. Ich bin jedoch zu schlapp, um mir darüber ernsthafte Gedanken zu machen. Und noch mehr Beunruhigung kann ich an diesem Morgen auch nicht ertragen.

Der Weg zur elektrophysiologischen Untersuchung führt quer durch das Klinikum. Endlich angekommen, treffe ich lauter nette Menschen, und wir plaudern während der Vorbereitungen ganz entspannt über Sport. Schließlich ist mir die Prozedur bereits bekannt und regt mich daher nicht sonderlich auf.

Leider hält die Entspannung nicht die komplette Dauer der Untersuchung – ungefähr vier Stunden – an. Zwar erklären mir die Ärzte immer, was sie in jedem Moment tun – wenigstens so viel, wie ich als Laie begreifen kann. Aber die

Liege ist schmal und hart und bereits nach weniger als einer Stunde richtig unbequem. Nach einer weiteren Stunde wünsche ich mir nichts sehnlicher als eine Toilette. Zu diesem Zeitpunkt beginnen die Ärzte gerade, nach der rechten auch die linke Leiste zu punktieren. Es werden rechts und links Katheter eingeführt und wieder rausgezogen, Medikamente verabreicht, die Herzfrequenz erhöht und gesenkt. Trotz meines persönlichen wissenschaftlichen Interesses an der ganzen Prozedur bin ich nach drei Stunden doch ziemlich mürbe. Rücken und Ellbogen schmerzen, die Blase drückt, und ich habe einfach keine Lust mehr zu liegen.

Meine Gedanken machen einen Ausflug mit dem Fahrrad an einen See, und die Sonne scheint in mein Herz. Auf dem Röntgenschirm sind zwar weiterhin nur Katheter zu sehen, aber die schönen Erinnerungen erleichtern mir die Situation.

Die Ärzte teilen mir endlich mit, dass nun fast das ganze Repertoire an Tests und Untersuchungen erschöpft ist und ich beginnen kann, mich auf eine bequemere Liege – das Bett – zu freuen.

Als ich auf dem Flur vor dem Katheterlabor mit zwei riesigen Druckverbänden an den Leisten im bequemen Bett liege, rekapituliere ich das Erlebte. Eigentlich war das alles sehr interessant und informativ.

Kurze Zeit später spricht ein Arzt mit mir und teilt mir mit, dass nichts Bedrohliches entdeckt worden sei. Die zweite ärztliche Meinung aus dem Klinikum Großhadern bestätigt also die erste aus dem Klinikum Darmstadt. Das verschafft mir so viel innere Ruhe, dass ich die Erlebnisse des Morgens und auch den Harndrang für die nächsten Stunden vergesse.

Wieder zurück in meinem Zimmer, bekomme ich etwas zu essen. Das Essen gestaltet sich allerdings ziemlich schwierig, denn ich muss für die nächsten achtzehn Stunden ganz flach auf dem Rücken liegen, um eine Embolie zu vermeiden. Daher ist das Essen fast schon Beschäftigungstherapie. Ich bin hungrig, und ich habe Zeit. Zeit genug, die ganze Portion im Mund und auf der Bettdecke landen zu lassen.

Mit gefülltem Bauch versuche ich, Ruhe zu finden. Doch je länger das dauert, desto unruhiger werde ich. Die Ereignisse des Morgens überrollen mich, verängstigen mich. Zudem wird der Harndrang nicht weniger. Nach dem dritten erfolglosen Versuch mit der Bettpfanne versagen meine Nerven. Tränen fließen völlig unkontrolliert. Ich setze die Kopfhörer meines Discman auf; die Musik beruhigt mich wenigstens ein bisschen.

Die folgenden zwölf Stunden erscheinen mir endlos. Der Rücken schmerzt, die Blase drückt, und die Psyche ist gebrochen. Meine Gedanken kreisen immer wieder um das bedrohliche Gefühl, dass ich dem Tod nahe war. Als es draußen Nacht wird und das Licht im Zimmer aus ist, kriecht die Angst aus allen dunklen Ecken in meine Knochen und lässt mich keinen Schlaf finden. Ich schaue auf die Uhr und sehe, wie die Zeit verrinnt. Zum ersten Mal beschäftige ich mich mit Sekunden, Minuten und Stunden nicht im Zusammenhang mit Sport. Um zwei Uhr morgens kommt die Nachtschwester und hilft mir beim Aufstehen, damit ich zur Toilette gehen kann. Der Weg dorthin ist eine solche Erleichterung für mich, dass wieder Tränen fließen. Zurück im Bett, falle ich erschöpft in einen tiefen Schlaf.

Unsanft und viel zu früh werde ich am nächsten Morgen geweckt. So ist der Krankenhausalltag. Das Personal ist schon am frühen Morgen energiegeladen und steht damit im krassen Gegensatz zu den Patienten – oder zumindest zu mir. Nach dem Frühstück bekomme ich meine Entlassungspapiere ausgehändigt und mache mich auf den Weg zum Parkplatz. Die Sonne scheint, und ich fühle mich – bis auf die unangenehmen Druckverbände an den Leisten – gut. Ich kann nicht mehr nachvollziehen, dass mir der Weg vom Parkplatz zur Klinik am Tag zuvor solche Schwierigkeiten bereitet hat.

Die zweite Bestätigung, dass meine Beschwerden meine Gesundheit nicht gefährden, wiegt mich in trügerischer Ruhe. Und ich werde zur Expertin in Sachen Ignorieren meiner Herzprobleme.

Am letzten Juniwochenende mache ich mich auf nach Roth. Dort findet der alljährliche Triathlon über die Ironman-Distanz statt. Seit Jahren fahre ich als Zuschauerin hin. Meinen eigenen Start plane ich für das Jahr 2000.

Als ich die Autobahn verlasse und das Ortsschild von Roth passiere, bekomme ich eine Gänsehaut. Der kleine Ort in Franken steht jedes Jahr für ungefähr eine Woche kopf. Alle Schaufenster sind dem Triathlonsport entsprechend dekoriert. An allen nur möglichen Stellen sind Plakate aufgehängt. Überall sieht man Athleten auf Fahrrädern, mit Laufschuhen, mit angespannten Gesichtern. Zu dieser Zeit scheint es in und um Roth nur Triathleten und Freunde des Triathlonsports zu geben. Hier wird Triathlon gelebt, und ich lebe ihn mit.

Als ich das Messezelt betrete, schlagen mir die Hitze und der Geruch nach Massageöl entgegen. Überall stehen leicht bekleidete, gut geformte Menschen – Triathleten eben. Ich treffe viele Bekannte, rede hier, trinke dort ein Bierchen und vertreibe mir so auf angenehme Art die Zeit.

Am nächsten Morgen mache ich mich sehr früh auf den Weg, denn den Schwimmstart will ich auf keinen Fall verpassen – und der ist um sechs Uhr. Es hat die ganze Nacht geregnet, und die Temperaturen am frühen Morgen sind empfindlich kühl. Noch immer schlägt feiner Nieselregen nieder; ich fühle ihn auf meiner Haut. Nebelschwaden kriechen übers Wasser, und genauso kriecht die Anspannung der Athleten durch die Luft und durch meinen Körper. Ich bin hellwach und spüre das Knistern der Atmosphäre. Umgeben von so vielen Menschen – es sind sicher schon an die zehntausend Zuschauer an den Start gekommen –, bin ich mir doch selbst überlassen und versinke in der Stimmung. Ich denke, dass es fast allen Menschen an diesem Morgen so geht. Es wird nicht viel geredet. Die einen sind nur mit ihrem Körper, Material und Wettkampf beschäftigt und die anderen mit dem Anblick der angespannten Gesichter und Körper der Athleten.

Es ist ein Spektakel der ganz besonderen Art. Mehr als hunderttausend Zuschauer beobachten mehr als zweitausend Sportler dabei, wie sie 3,8 Kilometer schwimmen, danach 180 Kilometer auf einem Rennrad zurücklegen und sich abschließend zu Fuß auf die Marathonstrecke wagen. Wenn man Triathlet ist, muss man einmal im Leben bei einem Ironman-Triathlon starten.

Traditionsgemäß steigt beim Startschuss ein gelber Heißluftballon auf. Dieser Anblick, kombiniert mit demjenigen der im Wasser wühlenden Arme und strampelnden Beine im Morgengrauen, ist es allein schon wert, jedes Jahr wieder hier zu sein.

Der Zauber des Morgens verwandelt sich im Laufe des Tages in eine Volksfeststimmung, die abends in einem Feuerwerk gipfelt. Tausende Menschen stehen tobend an der Strecke und tragen die Athleten förmlich ins Ziel. Die Faszination, die von diesem Wettkampf ausgeht, ist unbeschreiblich – man kann sie nur spüren.

An diesem Tag zeigt mir mein Körper deutliche Grenzen auf. So komme ich auf dem Fahrrad, mit dem ich mich am

Rand der Strecke bewege, nur hechelnd vorwärts. Dass ich mich an diese Einschränkungen gewöhnen werden muss, ahne ich in diesem Augenblick glücklicherweise noch nicht.

Als ich abends auf dem Nachhauseweg bin, trällere ich die Songs im Radio mit. Ich sprühe vor Energie, angesteckt von den Athleten. Es ist ein ganz und gar gelungenes Wochenende.

Bester Laune verabrede ich mich für den Abend mit einer Kollegin zum Straßenfest. Ich fahre mit dem Auto dorthin – und es wird das letzte Mal sein, dass ich hinter dem Steuer sitze.

Ich parke mein Auto, steige aus und weiß nicht, warum ich plötzlich nur noch Pflastersteine sehe. Ich bin wieder bewusstlos geworden und ohne Vorwarnung hingefallen. Meine Hände und mein Gesicht sind blutig, meine Knie schmerzen.

Die Kollegin hat mich vom Fenster ihrer Wohnung aus fallen sehen und kommt angerannt. In der Hand hält sie ihr Mobiltelefon, will den Krankenwagen rufen. Ich liege zwar immer noch auf der Straße und bin noch leicht benommen, doch ich flehe sie an, den Anruf nicht zu tätigen. Ich sage ihr, dass es mir schon wieder gut gehe. Sie lässt sich überzeugen und hilft mir auf die Beine.

Als ich auf ihrer Couch sitze, fange ich an zu weinen, und meine Hände zittern. Bei einem Blick in den Spiegel sehe ich Schürfwunden an Stirn, Nase und den Handflächen. Die Nase beginnt auch anzuschwellen, und die Knie werden bald zu dick für die enge Jeans, in denen sie stecken. Meine Kollegin will mich ins Krankenhaus bringen, doch meine unvernünftige Dickköpfigkeit setzt sich durch, und wir fahren nicht. Stattdessen ruft sie die Jungs aus der Wohngemeinschaft an. Die rücken direkt zu zweit an. Ich bin wenigstens so vernünftig, dass ich mich zu diesem Zeitpunkt nicht hinter das Steuer eines Autos setzen will. Statt bei einem Straßenfest, verbringe ich den Abend also mit den Jungs daheim. Sie sind besorgt, ich weniger.

Am nächsten Tag mache ich mir dann doch Sorgen – aber eher um meine dicke Nase – und suche meine Hausarztpraxis auf. Dort wird kurzer Prozess mit mir gemacht, als ich von meinen Ohnmachtsanfällen erzähle: Umgehend werde ich in das Städtische Klinikum Darmstadt eingewiesen. Und es gibt keinen Diskussionsspielraum.

Im Städtischen Klinikum Darmstadt bin ich kein unbeschriebenes Blatt mehr. Die Unterlagen meines Aufenthaltes vom letzten November werden rausgekramt, und die Ursachenforschung wegen meiner häufigen Bewusstlosigkeit – im Fachjargon Synkope genannt – beginnt.

Ich verbringe drei Tage auf der kardiologischen Station. Die Untersuchungen bringen kein Licht ins Dunkel, denn im Wesentlichen entsprechen die Ergebnisse der Diagnose vom Herbst: diverse Herzrhythmusstörungen.

Die dokumentierten EKGs sind jedoch keine Erklärung für die zahlreichen Synkopen. Ich kann es nicht genau sagen, doch ich schätze, dass ich in den letzten vier Monaten mindestens fünfzehn Mal ohnmächtig war. Das sind zu viele Synkopen, um sie einfach auf sich beruhen zu lassen oder sie lediglich mit Stress zu begründen. Ich sehe ein, dass man der Sache auf den Grund gehen und die Wurzel des Übels ergründen muss.

Dafür werde ich mit einem Eventrecorder ausgestattet. Dieser hat die Größe einer Zigarettenschachtel und zwei Elektroden, die auf die Brust geklebt werden. Per Knopfdruck kann er aktiviert werden, und seine Aufgabe ist es, die Herzfrequenz während einer Synkope aufzuzeichnen.

Damit sind die kardiologischen Untersuchungen zunächst erledigt.

Anschließend werde ich in die Neurologische Klinik nach Eberstadt verlegt. Dort soll eruiert werden, ob es sich bei meinen Ohnmachtsanfällen um ein Anfallsleiden wie beispielsweise Epilepsie handelt. Die Erlebnisse dieses Klinikaufenthaltes sind der absolute Tiefpunkt meiner Krankenhauskarriere.

Die Gebäude sind alt und dunkel. Die Station, auf der ich ungefähr zwei Wochen mein Dasein friste, befindet sich zu diesem Zeitpunkt im Umbau. Und sie ist hoffnungslos überfüllt. Ich werde als Fünfte in ein Vierbettzimmer geschoben, wo ich weder eine Klingel noch ein Licht habe. Da erscheint es schon ganz nebensächlich, dass ich auch keinen Kopfhöreranschluss für den Fernseher habe oder dass es nur eine Toilette auf dem Flur gibt – für die ganze Station. Die Luft steht im Zimmer, denn es ist Hochsommer.

Zum ersten Mal begegne ich in einem Krankenhaus unendlich vielen unfreundlichen Gesichtern; das Personal vermittelt den Patienten das Gefühl von genervtem Desinteresse. Ich fühle mich einsam, überflüssig und kann nicht glauben, dass mich oder meine Synkopen hier jemand ernst nimmt.

Meine Mitpatienten ziehen mich durch die verschiedenen Krankheitsgeschichten psychisch runter – oder regen mich mit ihrem Gejammer auf. Ich bin mir bewusst, dass diese Reaktion ungerecht ist. Aber im Krankenhaus zu sein ist eine Ausnahmesituation, und dann kann es passieren, dass man auch mal ungerecht ist. Inzwischen habe ich gelernt, dass man weder sich und seine eigene Erkrankung noch die der Mitpatienten allzu ernst nehmen darf. Sonst hält man das alles nicht durch.

Bei meinen Spaziergängen über den Flur begegne ich immer wieder einem jungen Mann mit Down-Syndrom, der einen stark gestörten Gleichgewichtssinn hat und deshalb ständig einen Helm trägt, um Kopfverletzungen zu vermeiden. Ich nenne ihn für mich liebevoll Helmi. Er ist sehr mitteilsam und erzählt mir viel, von dem ich leider nur die Hälfte verstehe. Aber es macht ihn offensichtlich glücklich, denn er lacht viel und laut.

Eines Abends rennt Helmi mit nacktem Hintern über den Flur und weint. Diesen Anblick werde ich nie vergessen; er sieht so erbärmlich traurig aus. Als die Schwestern ihn zurück in sein Zimmer schleifen, schreit er laut. Das geht mir durch Mark und Bein. Von diesem Tag an ist seine Fröhlichkeit dahin, und er schaut mich nur noch ratlos aus leeren Augen an. Ich nehme an, man hat ihn mit Medikamenten ruhiggestellt.

An manchen Tagen bekomme ich Ausgang und schlendere durch die Grünanlagen rund um die Klinik. Ich gehe am Kiosk vorbei und kaufe mir eine kalte Cola. Anschließend setze ich mich auf die Wippe am Kinderspielplatz und träume mich zurück in eine unbeschwerte Welt des Kindseins.

Ich denke an die Alm in Österreich, wo meine Mama aufgewachsen ist und wo wir fast jeden Sommerurlaub verbracht haben. Die grasenden Kühe, die Bergwiesen, der Geruch im Stall – all das zaubert mir immer wieder ein Lächeln ins Gesicht. Nicht nur dort habe ich schon früh gelernt, wie wichtig die Natur ist, und ein ganz besonderes Bewusstsein für sie entwickelt.

Oder meine Gedanken schweifen zurück zu dem großen Holztisch bei uns zuhause, an dem meine Mama mit mir und meiner Schwester Britta gebastelt und gespielt hat. Oft waren auch Freunde von uns dabei, und meine Mama verwöhnte uns mit leckerem frischgebackenen Kuchen und heißer Schokolade.

Unbeschwerte Gedanken an eine behütete Kindheit im Glück.

Diese freien Gedanken stehen im krassen Gegensatz zur Realität, die mich spätestens beim Betreten des Klinikgebäudes wieder einholt. Ich kann mir nicht helfen, aber in meinen Augen hat diese Klinik irgendetwas von einem Gefängnis und einer geschlossenen Anstalt. Überhaupt erinnert mich das ganze Szenario an einen Psycho-Film. Ich fühle mich vierundzwanzig Stunden am Tag unbehaglich, achte so gut wie gar nicht auf meinen Herzrhythmus.

Aber damit bin ich nicht alleine: Die Nachtschwester, die ich eines Nachts mit einem ziemlich flotten Herzrhythmus und Schweißausbrüchen aufsuche, interessiert sich auch nicht im Geringsten dafür. Unwirsch weist sie mich ab und mahnt mich zur Nachtruhe. Ich fühle mich schrecklich und habe Angst; gut aufgehoben bin ich in der Klinik sicherlich nicht.

Ich sehne meinen Entlassungstag herbei, doch bis dahin stehen noch einige neurologische Untersuchungen an. Auf diesem Gebiet arbeiten die Ärzte hier mit akribischer Genauigkeit.

Einen ganzen Tag lang werde ich von Kopf bis Fuß mit Sensoren verkabelt, die sämtliche Muskelaktionen und Gehirnströme aufzeichnen. Die Sensoren werden mit einer Art Knetmasse am Körper befestigt und dann mit Mullbinden festgebunden. Allein am Kopf und im Gesicht sitzen mindestens zwanzig Sensoren. Vor allem die an Nase, Mundwinkeln und Augenlidern sind ständig zu spüren. Von jedem dieser Sensoren wird ein Kabel in ein tragbares Aufzeichnungsgerät geleitet, das mit einem Gürtel an meiner Hüfte befestigt ist. Ich sehe einer verkabelten Mumie ziemlich ähnlich, schwitze unter den Mullbinden, und die Knetmasse juckt wie verrückt.

Einen Vorteil aber hat die ganze Aktion: Ich bekomme für diesen Tag ein Einzelzimmer – mit Fernseher! Allerdings auch mit einer Kamera, die mich beim Schlafen per Video überwachen soll. Ich fühle mich noch mehr wie im Gefängnis, und an Schlaf ist in dieser Nacht ohnehin nicht wirklich zu denken.

Nach dem Tag im Big-Brother-Zimmer freue ich mich schon wieder auf die Gesellschaft meiner vier Zimmergenossinnen. Und es ist eine Wohltat, als ich endlich unter der Dusche stehe, um mich von den Resten der Knetmasse zu befreien.

Doch das war noch nicht die letzte Untersuchung. Um meine körperliche und mentale Belastbarkeit zu testen, darf ich in den nächsten vierundzwanzig Stunden weder essen noch schlafen. Das ist ein echt schwieriges Unterfangen – vor allem in dieser trüben Umgebung …

Nachmittags beginnt mein Magen das erste Mal zu knurren, und ich bekomme Kopfschmerzen. Natürlich erhalte ich kein Schmerzmittel. Es sollen ja die Belastbarkeit und die Fähigkeit, Stressfaktoren zu bewältigen beziehungsweise aushalten zu können, untersucht werden. Ich habe keine Ahnung, ob ich gut oder schlecht darin bin. Auf jeden Fall werde ich mit fortschreitender Zeit aggressiv.

Kurz nach Mitternacht trifft mich die Müdigkeit wie ein Blitz. Ich trinke Wasser und Tee – das Einzige, was ich zu mir nehmen darf, damit mich der Harndrang wachhält. Ich schlurfe über den Stationsflur und höre nicht ein einziges freundliches, aber auch kein unfreundliches Wort des Nachtpersonals. Ich komme mir vor wie ein Gespenst, unsichtbar und schlaflos. Ob Gespenster auch knurrende Mägen haben, weiß ich allerdings nicht.

Irgendwann in den frühen Morgenstunden wird ein Notfall eingeliefert, ein akuter Schlaganfall. Es gibt kein freies

Bett, und so liegt die wimmernde, desorientierte alte Dame auf dem Flur. Zeit für mich, diesen zu verlassen, mich auf mein Bett zu setzen und aus dem Fenster ins Morgengrauen zu starren.

Um sieben Uhr werde ich zum Messen der Hirnströme – dem EEG – geschickt. Dabei wird mir eine enge Gummihaube mit Löchern auf den Kopf gezogen. In die Löcher werden Sensoren gesteckt, die die Aktionen in meinem Hirn bildhaft darstellen sollen. Die Haube drückt auf meinem ohnehin schmerzenden Kopf, und ich habe weder Geduld noch Lust, mich immer noch wachzuhalten. Aber das ist für die Untersuchung erforderlich und ein echter mentaler Kraftakt.

Eine Stunde später hat die Qual ein Ende, und ich falle bis zum Mittagessen in einen traumlosen Tiefschlaf. Der Schlaf tut gut, und das Mittagessen ist wie ein Fest für den Gaumen.

Nachmittags werde ich ins Städtische Klinikum Darmstadt gebracht, wo eine Kernspintomographie meines Schädels gemacht wird. Die Untersuchung verursacht mir keine Schmerzen, sondern erfordert lediglich, dass ich ungefähr eine halbe Stunde lang ganz still in einer riesigen Röhre liege. Diese Röhre macht die unterschiedlichsten Klopfgeräusche, doch das stört mich überhaupt nicht. Ich kann sogar etwas zur Ruhe kommen, wenngleich es für ein Nickerchen nicht reicht.

Als ich zurück in der Neurologischen Klinik in Eberstadt bin, gebe ich die Bilder meines Hirns im Schwesternzimmer ab und möchte eigentlich nur noch eins: meine Tasche packen und einfach nach Hause gehen.

Die Realität holt mich jedoch schnell aus meinen Tagträumen auf den Boden der Tatsachen zurück – und zwar in Form eines kreischenden Stationsarztes.

Ganz zufällig werde ich auf dem Weg zur Toilette Zeuge eines unkontrollierten Ausbruchs offensichtlich angestauter Emotionen. Der Arzt steht bei geöffneter Tür im Stationszimmer vor meinen MRT-Bildern und trampelt mit den Füßen auf den Boden, während er lautstark vor sich hinflucht: »Nein, nein, nein! Nicht auf meiner Station! Nicht auch noch das! Nein, nein, nein!«

Sein Anblick erinnert mich an das Rumpelstilzchen aus dem Märchen. Auch wenn das Ganze eine gewisse Situationskomik birgt, bin ich eher erschreckt als belustigt. Was ist an meinen Bildern so schlimm, dass dieser Mensch dermaßen die Kontrolle verliert? Oder sind sie vielleicht nur der berühmte Tropfen, der das Fass zum Überlaufen bringt?

Ihn direkt anzusprechen traue ich mich nicht, denn sein Gesicht ist vor Aufregung rot, und er täte sicher gut daran, sich ein paar Beruhigungspillen einzuwerfen. Ich rechne mit dem Schlimmsten.

Still gehe ich zurück in mein Zimmer und hoffe auf baldige Klärung meiner Situation. Ich muss mich gedulden. Der Nachmittag vergeht, das Abendessen wird gebracht, es dämmert – und ich weiß noch immer nichts. Obwohl ich schon in der letzten Nacht nicht geschlafen habe, bringt mich die Ungewissheit um den Schlaf. Als der Morgen graut, graut mir auch vor der bevorstehenden Arztvisite und der Diagnose.

Ich bin völlig übermüdet, mir bricht ständig der Schweiß aus, der Kloß im Hals macht es mir unmöglich, etwas von meinem Frühstück zu essen.

Gegen elf Uhr hat das Warten ein Ende. Eigentlich weiß ich bis heute nicht, wie ich die Aussage des Stationsarztes bei der Visite deuten soll: »Ihr Gehirn ist zu klein!« Er sagt nicht mehr und nicht weniger – auch nicht, als ich noch mal nachhake.

Was bedeutet es wohl, ein zu kleines Gehirn zu haben? Bin ich schwachsinnig oder einfach nicht komplett entwickelt? Glücklicherweise schlägt meine Selbstironie durch, und es kommen zwei Erklärungen für mich infrage: Schrumpfkopf oder ganz schlicht blonde Frau. Letztendlich bin ich einfach nur froh, dass ich keinen Tumor oder irgendetwas Schlimmes habe. Denn offensichtlich lebe ich schon viele Jahre recht gut mit diesem Hirn, egal ob groß oder klein. Das beruhigt mich.

Die folgenden Tage sind vollgepackt mit recht unspektakulären Untersuchungen wie Ultraschall, EKG, EEG, Röntgenaufnahmen. Keins der Ergebnisse, die zutage kommen, bringt mich oder die Ärzte ins Grübeln. Aber auf der Suche nach den Ursachen meiner Synkopen kommen wir auch nicht weiter.

Als ich endlich den lang ersehnten Nachhauseweg antrete, sind meine Synkopen immer noch ein Rätsel ohne Lösung. Den Eventrecorder trage ich weiterhin bei mir.

Verdrängung ist noch immer eine meiner besten Disziplinen, und deshalb denke ich mir die Situation schön und führe meine vielen Bewusstlosigkeiten ganz lapidar auf den Stress zurück.

Der Klinikaufenthalt und die vielen Synkopen haben mir ziemlich zugesetzt; ich bin müde und schlapp, fühle mich kraftlos. Zwei weitere Wochen werde ich krankgeschrieben.

Fast vier Wochen sind inzwischen ohne eine einzige Synkope vergangen. Ich fange an zu vergessen: die Momente der Bewusstlosigkeit, voll Angst. Den unruhigen Herzrhythmus. Die Erlebnisse in der Klinik.

Es ist Sommer, und nächste Woche gehe ich wieder arbeiten.

Doch erneut verläuft mein Leben frei nach John Lennons Motto: »Leben ist das, was passiert, während du eifrig dabei bist, andere Pläne zu machen.«

30. Juli 1999, neun Uhr vierzig. Ich liege in meinem Hochbett und lese. Plötzlich ist er wieder da, der brummende Hornissenschwarm. Ich schwitze, ich ringe nach Luft, ich schreie.

Als ich das Bewusstsein wiedererlange, sitzt einer meiner Mitbewohner neben mir auf dem Bett. Er hat den Aufzeichnungsknopf an meinem Eventrecorder betätigt.

Ich zittere am ganzen Körper, mir ist furchtbar übel.

Zu zweit schleppen mich die Jungs über die Treppe des Hochbetts ins Badezimmer. Dort setze ich mich vor die Toilette und erbreche immer wieder. Mein Körper wird durchgeschüttelt vom Brechreiz und von kalten Schauern, die mir über den Rücken laufen.

Als die Übelkeit nachlässt, klebt immer noch kalter Schweiß an meinem Körper. Ich will unbedingt unter die Dusche. Mein Mitbewohner hilft mir hinein. Ich sitze in der Wanne und spüre nichts als das warme Wasser, das über meinen Körper rinnt. Mein Kopf ist völlig leer, und es spielt überhaupt keine Rolle, dass ich komplett nackt vor meinem Mitbewohner sitze. Irgendwie bin ich hier und doch nicht da.

Plötzlich sitze ich auf dem langen Flur der kardiologischen Station des Städtischen Klinikums Darmstadt, wohin mein Mitbewohner mich gebracht hat, um die aufgezeichneten Daten auf dem Eventrecorder auszuwerten.

Wie aus weiter Ferne nehme ich die Stimme eines mir vom vergangenen Klinikaufenthalt bekannten Arztes wahr: »Meine Güte, sind Sie schon wieder hier. Sie kosten Ihre Krankenkasse aber auch jede Menge Geld!« Ich kenne den Arzt gut genug, um zu wissen, dass er ein Späßchen mit mir machen will, doch seine Worte erreichen mich nur wie durch eine Wolke. Betroffen sieht mich der Arzt an, tätschelt mir die Schulter und geht weiter.

Dann ist da noch die freundliche Krankenschwester, die mich in ein Zimmer bringt. Dort lege ich mich mit meinen Kleidern auf das Bett und fange an zu weinen. Die Schwester bringt mir ein Beruhigungsmittel. Aber das macht alles nur schlimmer. Ich kann weder schlafen noch wach sein. Ich komme mir vor wie ein betrunkener Schlafwandler – zu müde, um klare Gedanken zu fassen, zu wach, um meine Angst ignorieren zu können. Ich zittere so sehr, dass mein ganzes Bett bebt.

Wie in Trance nehme ich eine Ärztin wahr, die das Zimmer betritt. Sie möchte mit mir die Ergebnisse der Aufzeichnungen besprechen. Plötzlich bin ich hellwach. Auf dem Recorder ist eine Episode einer Torsade-de-pointes-Tachykardie aufgezeichnet.

Dieses Wort lässt mich stumm, still und regungslos in die Kissen sinken. Es handelt sich um eine spezielle Art des Kammerflimmerns. Kammerflimmern wiederum bedeutet, dass das Herz völlig unkontrolliert kontrahiert – es ist gleichzusetzen mit einem Herz-Kreislauf-Stillstand. Das Herz kann in der Regel nur durch eine Schockabgabe aus einem Defibrillator wieder in den normalen Sinusrhythmus gebracht werden.

Mein Herz schaffte den Weg aus dem Kammerflimmern bisher offensichtlich ohne fremde Hilfe. Glücklicherweise.

Umgehend werde ich auf die Intensivstation verlegt, wo man mich an einen Monitor anschließt, der meinen Herzrhythmus anzeigt und Alarm gibt, wenn dieser aus dem Takt gerät.

Die Ereignisse überschlagen sich. Ich weiß nicht, wie viele Ärzte an diesem Tag noch den Weg zu mir finden, aber es sind genug, um mir keine Zeit zum Nachdenken zu lassen. Erst am späten Nachmittag wird mir klar, wie nahe ich dem Tod war. Und das nicht nur heute, sondern mit sehr großer Wahrscheinlichkeit auch all die anderen Male, als ich schwitzend und zitternd das Bewusstsein wiedererlangte.

Die Tragweite des Ergebnisses kann ich an diesem Tag nicht mal im Ansatz erkennen.

Die Diagnose

Die Atmosphäre einer Intensivstation ist eine ganz besondere. Es gibt keinen Fernseher, keine Leselampe, kein Telefon, keine Blumen oder Obst auf den Nachttischen. Dafür gibt es unendlich viele undefinierbare Geräusche und viele Geräte, an deren Kabeln Menschen hängen. Menschen, die selten reden und noch seltener essen oder trinken. Dafür stöhnen sie oder gurgeln oder machen ähnlich merkwürdige Geräusche wie die ganzen Apparate. Oder sie sind einfach nur stumm und regungslos, sodass es einem schwerfällt zu glauben, dass noch Leben in ihren Körpern pulsiert.

Es ist ein komisches Gefühl, dies alles wahrzunehmen. Denn ich bin ja ständig bei vollem Bewusstsein, kann in Begleitung sogar die Toilette aufsuchen und bekomme dreimal täglich eine Mahlzeit gereicht. Ich erlebe die Geschehnisse auf der Intensivstation für zehn endlos lange Tage hautnah mit.

Das Personal gibt sich unendlich viel Mühe, mir den Aufenthalt so angenehm wie möglich zu gestalten. Ich bekomme eine Schreibtischlampe aus dem Stationszimmer, damit ich abends wenigstens lesen kann. Meine liebste Lektüre sind zu diesem Zeitpunkt Comics. Besonders angetan bin ich von den Abenteuern von Bone und seinem Kumpel Ted, einer lebhaften, altklugen Wanze.

Das tägliche Highlight ist allerdings die Dusche. Darauf freue ich mich wie ein Kind auf Weihnachten. Es ist eine halbe Stunde Urlaub von all dem Elend, das mich den Rest des Tages umgibt, und eine Befreiung von den Klebeelektroden, die mich mit dem Überwachungsmonitor verbinden.

Von meinem Fenster aus sehe ich direkt auf einen kleinen Teich in den Grünanlagen der Klinik. Dort gibt es ein Entenpaar mit fünf Jungen. Diese machen zwar ordentlich Lärm, sind aber eine willkommene Abwechslung zur Stationsgeräuschkulisse. Mehrmals täglich watscheln sie am Teich entlang, tauchen ins Wasser ein, baden, plantschen und quaken. Sie machen mir sehr viel Freude – und seither esse ich keine Ente mehr.

Die Ärzte geben sich unbeschreiblich viel Mühe mit mir. Jeden Tag haben sie neue Ideen für Untersuchungen; sie wollen schnellstmöglich herausfinden, woher meine gesundheitlichen Probleme kommen. Ich bin trotz meiner Ängste und der Ungewissheit optimistisch und glaube fest daran, dass es eine Methode gibt, um gegen die Herzrhythmusstörungen vorzugehen, wenn erst einmal die Ursache gefunden wurde. Dieser Gedanke gibt mir Kraft, und ich ertrage stoisch das Grauen der Intensivstation und die zahlreichen, teilweise recht unangenehmen Untersuchungen. Mein Herz schlägt in all diesen Zeiten zwar flatterig, aber nie in einer lebensbedrohlichen Unruhe. Auch das hält die Hoffnung auf eine letztlich harmlose, reparable Ursache am Leben.

Ich versuche, meinen Tagesablauf möglichst normal zu gestalten: lesen, Musik hören, essen, duschen, Enten beobachten, in Ausnahmefällen Besuch empfangen und meinen Lebensmut nicht verlieren. Die Normalität geht sogar so weit, dass ich eines sonnigen Morgens auf dem Bett sitze und mir die Zehennägel bunt lackiere. Kleine Farbkleckse als Gemütsaufheller – auch wenn es sich nur um zehn bunte Punkte an meinen Füßen handelt.

Je mehr Untersuchungen stattfinden und je mehr Ergebnisse derselben vorliegen, desto öfter fällt bei den Ärzten das Wort Defibrillator – genauer gesagt: implantierter Defibrillator. Ich wehre mich mit Händen und Füßen dagegen, dieses Wort auf mich persönlich zu beziehen. Bei jedem Arztgespräch, in dem der Defibrillator erwähnt wird, schalte ich auf Durchzug. Aber das Wort fällt immer öfter, denn alle Untersuchungsergebnisse lassen die Ärzte – und damit auch mich – weiterhin im Dunkeln tappen. Ich werde zur Expertin im Ignorieren dieses D-Wortes. Jedes Mal, wenn einer der Ärzte versucht, mit mir über den Defibrillator zu reden, weise ich ein offenes Gespräch weit von mir. Stattdessen mache ich mir selbst und den Ärzten Mut und äußere die Hoffnung, dass eines der noch ausstehenden Untersuchungsergebnisse eine einfache Lösung meines Rhythmusproblems bringt.

Oder ich schlage vor, einfach wieder zurück nach Hause zu gehen. Immerhin habe ich mindestens fünfzehn Episoden solchen Kammerflimmerns mehr oder weniger unbeschadet überstanden. Die paar Schrammen und die gebrochene Nase erscheinen mir nicht wirklich relevant. Warum soll das zukünftig nicht auch so sein? Oder warum sollen die Synkopen nicht so plötzlich wieder verschwinden, wie sie kamen? Ich hänge mich an solche Gedanken, klammere mich daran wie eine Ertrinkende an den letzten Strohhalm.

In den vielen mehr oder weniger schlaflosen Nächten schleicht mir die Angst immer öfter den Nacken hoch und lässt mich erschaudern. In diesen Momenten bin ich ganz ehrlich zu mir selbst und gestehe mir ein, was ich jedes Mal fühlte, als ich das Bewusstsein wiedererlangte: Todesnähe, Todesangst, ein Gefühl, als habe der Tod seine kalte Hand noch auf meiner Schulter liegen. Doch eines weiß ich: Ich will nicht mitgehen an der kalten Hand. Noch nicht. Ich habe so viele Pläne, so viele Ideen, und es steckt so viel ungelebtes Leben in mir.

Das Rätsel um die Ursache erscheint mir allmählich wie ein Labyrinth ohne Ausgang. Es werden keine Kosten und Mühen gescheut. Medikamente werden aus dem Ausland eingeflogen. Ärzte in ganz Deutschland um Rat gefragt – mit dem Ergebnis, dass keiner weiterweiß.

Nach acht Tagen Untersuchungsmarathon hat ein junger Stationsarzt eine Idee. Er ist neu auf der Station und kommt direkt aus der Kerckhoff-Klinik in Bad Nauheim. Diese ist auf den Bereich Kardiologie spezialisiert, und man hat dort kürzlich über einen besonderen Krankheitsfall diskutiert: Brugada-Brugada-Syndrom. Davon habe ich bisher noch nie etwas gehört.

Mittels intravenösem Medikamententest will man mich am Nachmittag auf dieses Syndrom hin untersuchen. Bei der Vielzahl an Untersuchungen, die ich in den letzten Tagen über mich ergehen lassen musste, und der Unmenge an Fremdwörtern, die mir dabei begegneten, hake ich nicht weiter nach und sehe dem Test gelassen entgegen. Zum Glück.

Ein wenig beunruhigt bin ich schon, als die Ärzte am Nachmittag zu dritt in meinem Zimmer erscheinen. Noch aufgeregter werde ich, als eine Schwester mit einem Defibrillator in der Tür erscheint. Die Ärzte erklären mir, dass dies eine reine Vorsichtsmaßnahme sei, ebenso wie eine aufgezogene Spritze, in der sich – für den Fall, dass ein Kammerflimmern auftreten sollte – ein Gegenmittel befindet.

Doch zunächst wird durch die Nadel, die in meinem linken Unterarm liegt, ganz langsam ein Medikament – Ajmalin – in meinen Blutkreislauf gebracht. Mir wird erst heiß, dann kalt – und der Hornissenschwarm greift wieder an. Diesmal zirkuliert er durch den gesamten Körper. Ich kreische hysterisch und bin wütend auf die Ärzte, die betroffen auf den EKG-Monitor starren. Hektisch setzt mir einer der Ärzte die Spritze mit dem Gegenmittel in die Nadel in meinem Arm. Die Hornissen hören auf zu fliegen, und mein Herz findet wieder in einen akzeptablen Rhythmus zurück. Dem Elektroschock entkomme ich noch – für dieses Mal.

Wir haben ihn, den Namen für meine Erkrankung: Brugada-Brugada-Syndrom.

Jetzt interessiere ich mich auch dafür, was dieses Syndrom genau ist, wie es sich auswirkt, wie man es behandelt – einfach alles daran erscheint wissenswert. Wissen ist schließlich Macht!

Die nächsten Tage erlebe ich wie in Trance. Während ich die von Freunden mitgebrachten Auszüge zum Brugada-Brugada-Syndrom aus dem Internet interessiert aufsauge, registriere ich nicht wirklich, dass es hierbei um *meine* Erkrankung geht.

Das Brugada-Brugada-Syndrom ist ein Defekt der Natrium-Kalium-Kanäle des spezifischen Erregungsleitungssystems am Herzen. Die Krankheit ist noch unerforscht, und weltweit sind zum Zeitpunkt meiner Diagnose 273 Fälle bekannt. Die Wissenschaft geht davon aus, dass es sich um eine genetische Mutation handelt, deren Ursache unbekannt ist. Bekannt ist, dass sie regelmäßig Kammerflimmern verursacht, das meist nur mittels eines Defibrillators beendet werden kann.

Ich begreife nicht, warum diese Erkrankung ausgerechnet mich trifft. Schließlich ist sie so wahrscheinlich wie ein Sechser im Lotto. Und der wäre mir wesentlich lieber. Eigentlich wäre mir zu diesem Zeitpunkt alles lieber, als mit solchen Tatsachen konfrontiert zu werden.

Doch Krankheiten fragen die Betroffenen niemals nach deren Meinung. Sie fordern knallhart Akzeptanz. Und sie dulden eines auf keinen Fall: die Frage nach dem Warum. Und damit erledigt sich auch die Frage nach der Gerechtigkeit. Das Leben ist nicht fair.

Als ich aus meiner Trance erwache, bin ich wütend, frustriert, und mir fehlen die Worte. Schnell und ruhelos dreht sich das Gedankenkarussell in meinem Kopf. Ich weiß nicht weiter, sehe keinen Weg für mich mit dieser Erkrankung. Ich fühle mich dem Tod mehr verbunden als dem Leben. Ich beginne meinen langen Weg auf dem schmalen Pfad, rechts und links lauert im Abgrund der Tod. Ein falscher Schritt, und er hat mich, der Sensenmann. Sterben auf Raten.

Ted

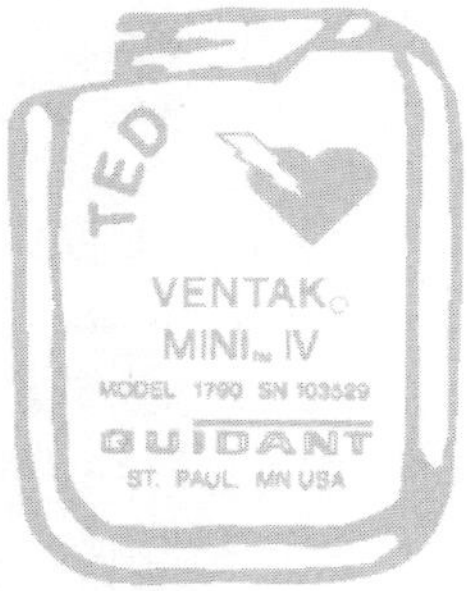

Ich bin viel zu träge
Um aufzugeben
Es wär' auch zu früh
Weil immer was geht

Das Leben ist nicht fair

Du hast der Fügung
Deine Stirn geboten
Hast ihn nie verraten
Deinen Plan vom Glück

(zitiert aus »Der Weg«
von Herbert Grönemeyer)

Kerckhoff-Klinik – das erste Mal

Es ist so weit: Der Defibrillator soll Einzug in mein Leben halten. Ich kann mich nicht dagegen wehren. Zur Implantation des Geräts werde ich mit dem Krankenwagen nach Bad Nauheim in die Kerckhoff-Klinik – eine kardiologische Spezialklinik – verlegt.

Auf der Fahrt dorthin würde ich am liebsten einfach aussteigen. Egal wo. Hauptsache keine Klinik. Hauptsache keine Krankheit. Doch wohin ich auch in Zukunft gehen werde – das Brugada-Brugada-Syndrom wird dabei sein. Es ist mein Begleiter auf Lebenszeit.

In der Klinik werde ich herzlich empfangen: Das Pflegepersonal auf der Überwachungsstation ist freundlich und einfühlsam. Lediglich die Ärzteschar, die mich erwartet, verursacht mir ein wenig Unbehagen.

In den folgenden Tagen habe ich mit sehr vielen Ärzten zu tun. Es werden noch einige Untersuchungen gemacht, zum Beispiel eine elektrophysiologische Untersuchung mittels Herzkatheter und eine Magnetresonanztomographie des Herzens.

Aufgrund der besonderen Aufmerksamkeit, die mir zuteilwird, komme ich mir vor wie ein seltener Mutant. Dieser Eindruck wird durch Bemerkungen wie: »Ach, hier kommt ja die Frau Brugada«, verstärkt. Ich fühle mich nicht gut.

Selbst zu diesem Zeitpunkt hoffe ich noch, dass den Ärzten der Kerckhoff-Klinik vielleicht eine andere Lösung einfällt, um gegen meine Krankheit vorzugehen. Aber auch hier wird mir von allen Fachleuten bestätigt, dass es aus medizinischer Sicht nur einen Weg gibt, wenn ich überleben will: den implantierten Defibrillator.

Wenn ich nicht untersucht werde, liege ich die meiste Zeit fast regungslos auf dem Bett in meinem Zimmer, das ich mit zwei älteren Damen teile. Ich habe Kopfhörer auf, lausche immer wieder denselben CDs, ohne sie wirklich zu hören. Ich möchte mich ablenken, doch mein Kopf ist voll, und ich sträube mich gegen das Aggregat – mit Händen und Füßen und all meinen Gedanken.

Der Tag für die Implantation meines Defibrillators wird festgelegt: 13. August 1999.

Am Tag zuvor kommt der zuständige Chirurg vorbei, um mir den Ablauf der Operation am nächsten Morgen zu erklären. Ich kann ihm gar nicht zuhören, will den Tatsachen noch immer nicht ins Gesicht sehen. Der Arzt lässt ein Formular auf meinem Nachttisch liegen. Ich soll durch meine Unterschrift in die Operation einwilligen.

Dann folgt der Anästhesist. Er beschreibt mir den Ablauf der Narkose und bringt mir ein weiteres Formular, das ich unterschreiben soll.

Ich ignoriere beide Formulare – so wie die Notwendigkeit des Eingriffes.

Am Abend des 12. August habe ich die Unterschriften immer noch nicht geleistet. Das Pflegepersonal spricht mich mehrmals darauf an. Ich sage ihm, dass ich mein Leben nicht von einem Aggregat abhängig machen will. Das stößt bei meinen Gesprächspartnern auf unterschiedlichste Reaktionen: Einige schütteln wortlos den Kopf, andere ziehen genervt ihre Augenbrauen hoch, und wieder andere sagen mir, dass sie mich verstehen könnten und in meiner Situation auch nicht in die Implantation einwilligen würden.

Mein Leben wird auch ohne den Defibrillator weitergehen, rede ich mir ein. Immerhin habe ich schon vierunddreißig Jahre ohne so ein Ding gelebt.

Mit dieser Einstellung fordere ich das Schicksal heraus, doch das begreife ich zu diesem Zeitpunkt nicht. Ich begreife auch nicht, dass ein Defibrillator nicht nur ein bedeutender medizinischer Fortschritt, sondern ein Geschenk des Himmels ist. Er schenkt Leben. Aber ich bin mir nicht bewusst, wie ernst meine Lage ist. Oder besser gesagt: Ich will es nicht wahrhaben.

Nach dem Abendessen kommt ein weiterer Arzt in mein Zimmer. Er ist einer der leitenden Ärzte und gehört zu denjenigen, die ihren Patienten gegenüber Kompetenz, Freundlichkeit und eine stoische Ruhe ausstrahlen; mit ihm habe ich mich auf Anhieb gut verstanden. Er nimmt mich mit in sein Büro, wo er mir ruhig, sachlich, dennoch auf eine überaus sympathische Art und Weise erklärt, warum ich den Defibrillator brauche und was man in Fachkreisen über das Brugada-Brugada-Syndrom weiß.

Außerdem gibt er mir etwas in die Hand: den Dummy des Defibrillators, der ab dem nächsten Tag in mir »wohnen« soll.

Der Dummy ist kleiner als eine Zigarettenschachtel, wiegt etwa ein halbes Pfund. Und irgendwie fühlt er sich richtig gut an. Er sieht aus wie Ted, die altkluge Wanze aus meinem Lieblingscomic *Bone*.

Dieses Gespräch bewegt mich letztlich dazu, der Implantation des Defibrillators zuzustimmen.

In der Nacht finde ich kaum Schlaf und stehe mehrmals vor dem Spiegel, um meinen Oberkörper zu betrachten. Morgen wird dort auf der linken Seite, knapp unterhalb des Schlüsselbeins, eine Beule sein: Ted.

Ich bin nervös, hadere mit meiner Entscheidung für den

Defibrillator. Die Zeit vergeht wie in Zeitlupe. Jede Minute scheint endlos.

Um fünf Uhr morgens hängt mir die Nachtschwester eine Infusion zur Blutverdünnung an. Damit soll die Gefahr einer Embolie gebannt werden. Ich beobachte, wie die Tropfen in meine Venen fließen, und schlafe tatsächlich noch mal für eine halbe Stunde ein. Dann bringt mir die Nachtschwester ein sogenanntes Flügelhemd, das ich bei meiner Operation tragen muss. Es ist weiß mit feinen gelben Streifen, und die gelbe Farbe lässt Sonne in mein Herz. Merkwürdig, welche Kleinigkeiten in solchen Situationen zum Wohlbefinden beitragen können.

Ich bin die Erste auf dem Operationsplan. Das Personal im Operationsvorbereitungsraum ist zu dieser frühen Stunde außerordentlich freundlich und hüllt meinen vor Kälte und Aufregung zitternden Körper in vorgewärmte Decken.

Der Pfleger, der sich um mich kümmert, ist ein Mann wie ein Baum. Er redet ruhig mit mir, während er eine Nadel in meinen Arm legt. Später sollen noch eine Nadel in das linke Handgelenk und ein Zentralvenenkatheter direkt in die rechte Seite des Halses gelegt werden, erklärt er mir. Dies wird jedoch erst gemacht, wenn ich schon im Land der Träume schlummere, da mir der Schmerz erspart werden soll.

Ich werde an ein EKG angeschlossen, und mein Körper wird auf einem Tisch festgeschnallt. Es scheint alles nach Plan zu laufen.

Doch genau in dem Moment, als das erste Medikament in meine Venen fließt, spüre ich wieder den Hornissenschwarm in meinem Körper.

Das Letzte, was ich noch wie aus weiter Ferne höre, ist die Stimme des Pflegers: »Schnell, Kammerflimmern, schnell! Wo ist der Defi!?«

»Oh, nein«, schießt es mir durch den Kopf. »Jetzt hast du

so lange mit dem Defi gehadert, und kurz bevor du ihn bekommst, bist du weg.«

Ich sehe, wie der Pfleger seine Hände ineinanderlegt und beide Arme erhebt, um den präkordialen Faustschlag bei mir anzuwenden. Das ist eine Maßnahme, mit der man versucht, das Herz wieder in den gewohnten Sinusrhythmus zu bringen, wenn kein Defibrillator direkt greifbar ist. In dem Moment, als seine Hände mich berühren, verlässt ein Teil von mir meinen Körper und entschwebt zur Decke. Ich empfinde keinen Schmerz, sondern beobachte ganz ruhig und aus der Distanz, dass sich viele Menschen sehr hektisch um meinen regungslosen Körper scharen. Es ist, als ob ich einen Film betrachte, der nichts mit mir zu tun hat.

Dann tauche ich ab in ein absolutes Nichts. Eine große, dunkle, unendliche, stille Leere.

Zwei Krankenschwestern rollen mich in meinem Bett über endlos lange Flure auf meine Station zurück. Ich wimmere, weine, bin nicht richtig bei Sinnen und habe Schmerzen. Bin ich schon wieder in der Realität, oder träume ich noch? Ich habe keine Ahnung, was passiert ist. Ich kann nicht wach sein, aber auch nicht ruhen. Es ist eine Art Dämmerzustand, der keine klaren Gedanken zulässt. Ich zittere vor Kälte, obwohl es ein schwüler Sommertag ist; selbst drei Decken können das Beben des Bettes nicht stoppen. Meinen Zimmernachbarinnen wird das Mittagessen serviert; der Anblick und der Geruch reichen aus, dass mir speiübel wird und ich mich übergeben muss. In dem Moment versagt auch der restliche Funke Verstand. Ich heule laut vor mich hin.

Um die Situation für alle erträglicher zu machen, werde ich in ein abgelegenes Zimmer geschoben. Dort bin ich allein. Allein mit mir und Ted.

Die Ruhe tut gut, und langsam komme ich richtig zu mir. Ich sehe aus dem Fenster und denke, dass es einfach wäre, jetzt rauszuspringen und weg zu sein, zu entfliehen in die unendliche Weite des stillen Nichts.

Als Schwester Arnika mit ihrem unendlich sonnigen Gemüt das Zimmer betritt, laufen immer noch Tränen über meine Wangen. Ich weine stumm und lautlos.

Arnika setzt sich auf meine Bettkante und hängt mir eine Infusion mit einem Schmerzmittel an. Was ich zu diesem Zeitpunkt nicht weiß: In der Flasche ist nicht nur ein Schmerzmittel, sondern auch ein Antidepressivum. Während Arnika mit mir über mehr oder weniger belanglose Dinge redet und die Infusion in meine Venen läuft, geht es mir immer besser.

Nach einer halben Stunde äußere ich den Wunsch, auf die Toilette zu gehen. Eigentlich müsste ich die ersten sechs Stunden nach der Operation die Bettpfanne nutzen, aber da das ein Problem für mich ist, holt Arnika tatsächlich den Toilettenstuhl an mein Bett.

Zum ersten Mal erhebe ich mich mit Ted. In dem Moment, als ich den Oberkörper aufrichte, habe ich das Gefühl, als reiße mich ein Sack Zement nach vorne. Ted lastet schwer auf meiner Brust.

Nachdem die Notdurft verrichtet ist, falle ich erschöpft zurück in mein Bett.

Dank Arnikas Gesellschaft fühle ich mich einigermaßen gut. Aber da sie zwischenzeitlich schon fast eine Stunde in meinem Zimmer verbracht hat, ist es an der Zeit, dass sie sich wieder in den Stationsalltag einklinkt.

Allein in meinem Zimmer, mache ich den Fernseher an und sehe mir sinnlos irgendwelche Talkshows an. Am Nachmittag bekomme ich Besuch, mit dem ich mich ganz entspannt unterhalten kann. Ich bin einfach nur froh, die Operation hinter mir zu haben. Um viel mehr mache ich mir bis zum nächsten Morgen keine Gedanken. Die Medikamente wirken.

In den folgenden fünf Tagen bis zu meiner Entlassung geschieht nicht sonderlich viel. Die Wunde heilt gut, die Schwellung geht sichtlich zurück. Am Defibrillator werden noch ein paar Tests durchgeführt.

Was sich in diesen Tagen allerdings in mir abspielt, ist alles andere als erfreulich. Den Gedanken, aus dem Fenster zu springen, finde ich weiterhin verlockend. Ich habe Angst. Angst, wie es sein wird, meinen Alltag mit Ted zu bestreiten. Angst, wie unflexibel ich sein werde, weil ich nicht mehr Auto fahren werde. Angst, wie es wohl sein wird, wenn Ted mir den ersten Stromstoß verpasst. Ich fühle mich komplett überfordert. Zudem bin ich wütend. Wütend darüber, dass ausgerechnet mich eine solche Erkrankung trifft.

Medizinisch gesehen verlasse ich die Klinik in gutem Zustand, aber mental bin ich völlig desolat.

Die Jungs aus der Wohngemeinschaft geben sich große Mühe mit mir. Zwei Tage nach meiner Ankunft organisieren sie sogar eine Grillparty. Es wird eine lange ausgelassene Fete, bei der ich – trotz acht Weizenbieren – die einzig nüchterne Person bleibe. Der Alkohol scheint gar nicht in meine Blutbahn zu gelangen. Dabei würde ich mich an diesem Abend gerne einfach mal zudröhnen und die Realität vergessen. Meinem Bewusstsein scheint es jedoch wichtiger zu sein, dass ich einen klaren Kopf behalte.

Den kann ich auch eigentlich gut gebrauchen, denn ich bin wieder in meinem Alltag angekommen. Mehr oder weniger.

Am nächsten Tag habe ich mir eine große Sache vorgenommen: Ich räume meinen Kleiderschrank aus. Alle Oberteile, die einen Blick auf Ted gewähren, wandern in den Altkleidersack. Das ist der erste aktive Schritt in mein neues Leben. Endlich bin ich wieder aktiv und kann die Dinge selbst in die Hand nehmen. Und es gibt viel zu tun.

Ich habe das Gefühl, zu wenig über Ted und Defibrillatoren im Allgemeinen zu wissen. Zudem interessiert es mich, wie es in meinem neuen Leben um den Sport bestellt ist, denn der spielt schließlich eine große Rolle für mich. Also nehme ich Kontakt zur Firma Guidant auf, die Ted hergestellt hat.

Der erste telefonische Kontakt erweist sich als unglaublich aufbauend. Am anderen Ende der Leitung sitzen freundliche, kompetente Menschen, die offensichtlich nicht nur mit Fachwissen aufwarten können, sondern auch mit sensibler Menschlichkeit auf mich und meine Fragen eingehen. Das tut gut.

Meine tief sitzenden Ängste weichen, und zurück bleibt nur noch eine leichte Unsicherheit, mit der ich mich durch den Alltag bewege. Meine Wut wandelt sich in das Bewusstsein, dass Gott sicherlich nur die stärksten Charaktere vor solch eine große Herausforderung stellt. Ich wachse täglich mit meinen Aufgaben und lerne eine bisher ungeahnte Lebensqualität kennen.

Wer beobachtet den täglichen Sonnenaufgang mit purer Dankbarkeit? Wer taucht nachts in den Sternenhimmel ein und flirtet mit dem Mann im Mond? Wer führt ein Leben am Rande des Todes – und ist geradezu erfüllt vom Bewusstsein des menschlichen Daseins? Ich!

Nicht ganz allein, denn Ted ist immer an meiner Seite. Er hat mir den Blick für die kleinen und großen Freuden des Lebens geöffnet und zeigt mir neue Wege auf, die ich mit viel Optimismus beschreite.

Verworren war der Weg zu Ted. Und dennoch gestaltet er mein Leben nun auf eine ganz neue Art und Weise mit: nicht besser, nicht schlechter, sondern einfach anders.

Am ersten Oktobertag zeigt Ted mir um elf Uhr morgens, was in ihm steckt: Er jagt mir die ersten einunddreißig Joule durch meinen Körper. Für mich geschieht das ohne Vorankündigung. Ich erlebe diesen Moment, der nicht länger dauert als ein paar Zehntelsekunden, bei vollem Bewusstsein. Obwohl er so schnell vorbei ist, fühle ich mich hilflos und wie gelähmt. Ich muss mich übergeben, bin müde. Mir ist noch nicht bewusst, dass ich eben nicht nur etwas erlebt, sondern auch überlebt habe.

Nachmittags fährt mich einer meiner Mitbewohner in die Kerckhoff-Klinik. Dort wird Ted ausgelesen, indem der Programmierkopf des Programmiergerätes auf die Haut aufgelegt wird. Es ist völlig schmerzfrei und dauert nur wenige Minuten. Das Elektrokardiogramm, das der Computer danach ausspuckt, lässt mich erschaudern. Gleichzeitig beschließe ich, abends noch ein Gläschen Sekt zu trinken. Ich habe etwas zu feiern: Geburtstag – im wahrsten Sinne des Wortes.

Drei Tage später kehre ich an meinen Arbeitsplatz zurück. Meine Kollegen verhalten sich mir gegenüber normal, ohne übertriebene Neugier oder Rücksicht.

Das Management hält jedoch eine unangenehme Überraschung für mich bereit: In meiner Abwesenheit wurde beschlossen, mir Kompetenzen zu entziehen und das Gehalt zu kürzen. Ich fühle mich nicht in der Lage, darüber zu diskutieren oder gar dagegen anzugehen. Stattdessen nehme ich die neue Situation am Arbeitsplatz einfach als gegeben hin.

Mein Leben ist ohnehin im Umbruch, und in den letzten Monaten hatte ich jede Menge Möglichkeiten, mich immer wieder auf komplett neue Situationen einzustellen. Eine Umstellung mehr oder weniger macht da nichts aus.

Ich lenke mich ab, indem ich mich bemühe, meinen neuen Kollegen Harald besser kennenzulernen, der mir schon im Mai positiv aufgefallen war. Wir unterhalten uns nicht nur auf der Arbeit, sondern treffen uns bald auch privat. Diese sich neu entwickelnde Freundschaft tut mir gut.

Harald fügt sich wie selbstverständlich in unsere Wohngemeinschaft ein. Wir kochen, trinken, lachen gemeinsam, und wir reden nächtelang. Mit ihm wage ich sogar, wieder Sport zu treiben. Harald läuft nämlich mit ebenso großer Leidenschaft wie ich und gehört sogar zu den sogenannten Ultra-Langstreckenläufern. Das ist völliges Neuland für mich, denn ich bin lauftechnisch bisher noch nicht über die Marathondistanz hinausgekommen.

Immer öfter ziehen wir gemeinsam die Laufschuhe an und begeben uns in Richtung Wald. Zunächst sind es nur kurze Ausflüge, doch mein Selbstvertrauen wächst, und so wage ich mich bald auch wieder an längere Strecken. Beim Laufen vergesse ich Ted völlig, und ich bin ein klein wenig stolz darauf, dass ich mit Ted im Gepäck meinen Sport für mich wiederentdecke.

Eines Sonntags überrede ich Harald zu einer Fahrradtour. Er ist nicht gerade der ambitionierteste Radfahrer und besitzt lediglich ein Trekkingrad. Daneben fühle ich mich auf meinem Triathlonrad wie eine Königin. Wir fahren nicht schnell und nicht weit, aber ich spüre mit jedem Tritt, dass mein Leben wieder zur Normalität zurückkehrt. Mit dieser Normalität gewinne ich ein Stückchen des Lebens zurück, das ich ohne Ted hatte.

Ich bin so motiviert durch meine kleinen Trainingseinheiten, dass sich eine für andere Menschen sicher völlig absurd scheinende Idee in meinem Kopf entwickelt: Ich will im nächsten Jahr im Juli beim Ironman in Roth starten. Die Teilnahme an einem solchen Wettkampf ist wahrscheinlich der Traum eines jeden Triathleten: 3,8 Kilometer Schwimmen, 180 Kilometer Radfahren und 42,195 Kilometer Laufen. Mit diesem Ziel vor Augen beginne ich mit einem konsequenten Triathlontraining.

Derweil wird auch mein Verhältnis zu Harald enger. Das passt eigentlich gar nicht in meinen Plan, denn im Moment will ich einfach nur mein sportliches Ziel verfolgen.

Gefühle sind jedoch nicht kontrollierbar, und in den letzten Novembertagen wird es ganz offensichtlich: Wir sind beide ineinander verliebt. Wir verbringen viel Zeit beim Sport, beim Feiern in Marburg, wo Harald studiert hat, und genießen unsere gemeinsame Zeit. Ich bin einfach nur glücklich. Denn ich habe nicht zu hoffen gewagt, dass mein Leben mit Ted eine so positive Wendung nimmt.

Die Zeit rast, und plötzlich steht Weihnachten vor der Tür. In diesem Jahr möchte ich das Fest ganz alleine verbringen. Irgendwie habe ich das Gefühl, die besonderste Geburt in der Geschichte der Menschheit ganz intensiv erleben und die eigentliche Bedeutung des Heiligen Abends feiern zu müssen. Auch wenn mich weder Familie noch Freunde verstehen, wird mein Wunsch toleriert.

Ich bleibe in der Villa Kunterbunt zurück, während meine Mitbewohner zu ihren Familien fahren. Ein denkwürdiger Tag beginnt.

Um sechzehn Uhr besuche ich den Gottesdienst in der nahegelegenen Kirche und kehre sehr nachdenklich nach Hause zurück. Meine Gedanken kreisen um Geburt und Tod. Den Tod, dem ich in diesem Jahr wohl schon so einige Male von der Schippe gesprungen bin. Ich empfinde eine tiefe Dankbarkeit darüber, dass ich noch lebe, aber gleichzeitig läuft mir ein Schauer über den Rücken, wenn ich bedenke, wie nah ich dem Tod war.

Um nicht zu sehr ins Grübeln zu kommen, zünde ich ein paar Kerzen an und lege eine CD mit Weihnachtsmusik auf. In meinem Kopf herrscht große Leere, ich fühle mich einsam. Aber es war nun mal mein Entschluss, diesen Abend alleine zu verbringen, und so erlaube ich mir kein Selbstmitleid.

Als ich um einundzwanzig Uhr im nächsten Gottesdienst sitze, fühle ich mich geborgen. Die Einsamkeit fällt von mir ab.

Nach dieser Mette fühle ich mich erfüllt, als ich die Villa Kunterbunt wieder betrete. Ich öffne eine Flasche Sekt, lege mein Lieblingsvideo *Rendezvous mit Joe Black* in den Recorder und mache mich über Schnitzelbrötchen und Donauwelle her.

In dem Film spielt Brad Pitt den Tod, der menschliche Gestalt annimmt, um einen reichen herzkranken Unternehmer mit in sein Reich zu nehmen. Zuvor wandelt er jedoch auf der Erde und erfährt, wie es ist, ein normales Leben zu führen. Die Dialoge sind teilweise sehr tiefsinnig und drehen sich genau um »mein« Thema: Leben und Tod. Ich beschließe, diese Welt nicht zu verlassen, bis Brad Pitt mich abholt – eine angenehme Vorstellung …

Nachdem ich zwei Flaschen Sekt und alles Essbare vernichtet habe und der Film zu Ende ist, falle ich nach einem Gebet in einen traumlosen Schlaf. Es war definitiv ein Heiliger Abend der ganz besonderen Art.

Silvester verbringe ich mit Freunden aus meiner Heimat und Harald in einer urigen Hütte im Schwarzwald. Es liegt richtig viel Schnee. Ich genieße die Gesellschaft meiner Freunde und die Stille der Natur. Um Mitternacht stecken wir Wunderkerzen in Form einer 2000 in den Schnee und zünden diese schweigend an. Am Himmel glänzen endlos viele Sterne, und das Mondlicht zaubert eine Million Glitzerkristalle auf den Schnee. Kitschig, aber so ist es. Wir machen eine Nachtwanderung und finden erst im Morgengrauen Schlaf auf dem Matratzenlager.

Das neue Millennium hat begonnen.

Es scheint ein guter Start für mich zu werden, denn es geht mir prima. An mein Herz und Ted denke ich selten.

Im Januar helfe ich Harald beim Auszug aus seiner Wohnung in Mainz. Er zieht zu uns in die Villa Kunterbunt. Wir beide teilen uns mein Zimmer – stolze zwölf Quadratmeter. Unter meinem Hochbett steht ein uraltes Schlafsofa, das schon meiner Schwester während ihrer Studienzeit gute Dienste geleistet hat. Darauf schläft nun Harald. Seine Kleider hat er in zwei Klappboxen gepackt, die er neben meine Schränke stellt. Es ist beengt, aber wir nehmen es mit Humor, lachen und feiern viel und trainieren ab und zu.

Auch im Büro läuft alles in gewohnten Bahnen. Die Arbeit ist nicht besonders abwechslungsreich, aber ich verstehe mich mit vielen meiner Kollegen richtig gut. Besonders mit Anja, die mir direkt gegenübersitzt, habe ich richtig viel Spaß.

Anfang Februar wird es Harald und mir dann doch zu eng in unserem Zwölf-Quadratmeter-Zimmer, und Harald möchte sich eine neue Bleibe suchen.

Wie der Zufall es will, werde ich gerade zu dieser Zeit zu einer Party bei einer jungen Ärztin eingeladen, die mich auf der Intensivstation im Klinikum Darmstadt betreut hat. Die Party ist toll, und ich bin begeistert von den Räumlichkeiten, in denen sie stattfindet. Es ist eine alte Villa mit großem Garten und zwei sehr gemütlichen Wohnungen. Als ich mit der Gastgeberin über das Haus spreche, erzählt sie mir, dass die Wohnung im Obergeschoss in den nächsten sechs Wochen frei wird. Wie ein Blitz zuckt ein Gedanke durch meinen Kopf: Hier möchte ich mit Harald wohnen.

Acht Wochen später setzen wir den Geistesblitz in die Tat um: Harald, Ted und ich ziehen in eine eigene gemeinsame Wohnung.

Trotz des Umzugs absolviere ich weiterhin mein Training und verliere zu keinem Zeitpunkt mein Ziel aus den Augen: den Ironman-Triathlon in Roth. Die Anmeldebestätigung habe ich schon erhalten, und für das erste Wochenende im Juli ist bereits ein Zimmer gebucht.

An den meisten Tagen verschwende ich nicht den kleinsten Gedanken an Ted, der sich glücklicherweise ruhig verhält. Ich fühle mich frei, unabhängig und stark.

Selbst ein auftretendes Kammerflimmern Anfang März wirft mich nicht aus der Bahn. Ich statte der Defibrillator-Ambulanz der Kerckhoff-Klinik am Tag darauf einen Besuch ab, um die Daten auslesen zu lassen. Es bestätigt sich aufs Neue: Ted funktioniert perfekt. Das gibt mir noch mehr Sicherheit, und das Unternehmen Roth wird weiter in Angriff genommen.

Anfang April überredet mich Harald, gemeinsam mit ihm an einem Sechs-Stunden-Lauf in Spich teilzunehmen. Die Sache reizt mich, denn ich finde es interessant, einmal in die Welt der Ultraläufer – zu denen auch Harald gehört – reinzuschnuppern.

Es ist mein erster Stundenlauf, und ich gehe ihn viel zu schnell an. Dennoch bleibe ich – genau wie Harald – sechs Stunden ohne Pause dabei und sehe es als eine gute Vorbereitung für meinen Triathlon im Juli an.

Teds schönste Reise – Wien

Als meine Schwester und ich Kinder waren, waren unsere Geburtstage immer etwas ganz Besonderes. Wir durften viele Freunde zu einer Party einladen, und meine Mama hat für Spiel, Spaß und Spannung gesorgt. Nun sind wir jedoch erwachsen, und Geburtstage werden eigentlich nicht mehr groß gefeiert.

Ein wenig erstaunt bin ich daher schon, als uns meine Mama zu ihrem sechzigsten Geburtstag nach Wien einlädt. Meine Schwester lebt mit ihrem Mann und drei Kindern in England und kann nicht dabei sein. Aber Harald und ich machen uns mit meinen Eltern auf ins schöne Österreich. Ted geht also erstmals auf Reisen.

Vorsorglich habe ich mich erkundigt, welche Kliniken in Wien Defibrillatoren implantieren und gegebenenfalls schnell Hilfe leisten können. Ein ganz klein wenig mulmig ist mir schon zumute, mich so weit von der bekannten Klinik und den vertrauten Ärzten zu entfernen. Aber die Freude auf Wien im Frühling überwiegt.

Die lange Autofahrt lässt Kindheitserinnerungen bei mir wach werden. Harald und ich sitzen auf dem Rücksitz – wie damals meine Schwester und ich. Meine Mama hat in eine Kühltasche verschiedene Leckereien gepackt, über die ich mich schon nach der ersten Stunde im Auto hermache.

Österreich ist die Heimat meiner Mama, und ich habe meine halbe Kindheit und Jugend dort verbracht. Auf der Alm, bei Kühen im Stall, ohne sanitäre Anlagen oder warmes Wasser. Es war schlicht und schön. Es gab leckeres, frisch gebackenes Brot, selbst gesammelte Pilze und Beeren, Milch frisch von der Kuh und Eier direkt aus dem Hühnerstall. Eine kleine heile und idyllische Welt, wo mir Werte vermittelt wurden, die es mir heute noch ermöglichen, Augenmerk auf Details zu legen und mich auch an den kleinen Schönheiten des Lebens zu erfreuen.

Diesmal werden wir jedoch fernab von Bergen und Tieren in der Weltmetropole Wien sein. Auch Wien kenne ich noch aus meiner Kindheit und bin gespannt, wie sich die Stadt verändert hat und wie ich sie heute als erwachsene Frau wahrnehme.

Wien enttäuscht mich nicht. Die Sonne scheint, und das Hotel ist sehr schön und liegt zentral. Dass ich Ted dabeihabe, ist mir gar nicht bewusst.

Wir bummeln durch die wunderschöne Innenstadt, gehen shoppen – vor allem die Klamottenläden tun es meiner Mama und mir an – und ruhen die müden Füße anschließend bei Kaffee und Kuchen in den typischen Caféhäusern aus. So lässt sich das Leben genießen!

Natürlich kommt auch der Sport nicht zu kurz. Seitdem mein Paps in Rente ist, hat er das Schwimmen zu seiner Leidenschaft gemacht. In Wien entführt er Harald und mich in ein tolles Schwimmbad. Mein Schwimmtraining für den Triathlon in Roth geht also selbst im Urlaub weiter, und ich bin zufrieden und zuversichtlich.

Auch Laufen in der österreichischen Landeshauptstadt ist toll und macht richtig Spaß – vor allem im Prater. Die Sonne scheint, an den Bäumen sehe ich die ersten grünen Blättchen, kleine Blumen blühen in zarten Farben – und ich drehe meine Runden, hochmotiviert und völlig angstfrei.

Doch der Prater ist nicht nur mein Trainingsterrain. Mit Harald drehe ich eine Runde im legendären Riesenrad. Das ist nicht nur für ihn, der das erste Mal in Wien ist, ein tolles Erlebnis. Auch ich liebe es, durch die Luft zu schweben. Wien ohne Riesenrad ist eben nicht Wien.

Das Highlight der Reise ist jedoch Mamas Geburtstag. Schon zum Frühstück singen wir ihr ein Ständchen, und Blumen schmücken den Tisch. Bei einem Ausflug in ein Caféhaus am Nachmittag gibt es den obligatorischen Geburtstagskuchen: echte, handgemachte, leckere Wiener Sachertorte. Schokolade allein macht ja schon glücklich, aber diese Torte in dieser Stadt ist ein Gaumenschmaus. Am Abend gehen wir ins Theater und sehen uns eine Komödie an. Wien ist für mich der Inbegriff von Kultur, und ein Theaterbesuch in dieser Stadt ist ein echtes Erlebnis.

Die Reise ist zu keiner Zeit stressig, obwohl wir rund um die Uhr unterwegs sind. Wir lachen viel, erinnern uns an alte Zeiten und lassen in unseren Erzählungen Harald daran teilhaben.

Am Tag der Abreise sind wir alle ein wenig traurig, weil die schöne Zeit viel zu schnell vorbeigegangen ist. Aber ich werde Teds erste Reise stets in bester Erinnerung behalten.

Teds sportliches Highlight – Vierundzwanzig-Stunden-Lauf in Hamburg

Bei einer abendlichen Trainingsfahrt auf dem Rad passiert Anfang Mai etwas Unvorhergesehenes: Eine Autofahrerin kommt von der Fahrbahn ab und fährt mich auf dem Radweg an. Es geschieht alles wie in Zeitlupe. Das Fahrzeug taucht urplötzlich, wie aus dem Nichts, auf und erfasst mich von hinten. Ich werde über die Motorhaube geschleudert, überschlage mich zweimal in der Luft und komme direkt unter der Leitplanke an einem Begrenzungspfosten zum Liegen. Geschockt bleibe ich zunächst wie erstarrt liegen, denn in diesem Moment ist nur ein Gedanke in meinem Kopf: Goodbye Ironman!

Es scharen sich viele Menschen um mich. Jemand bringt mir eine Decke, und ein anderer räumt mein Fahrrad von der Fahrbahn. Es sieht ziemlich demoliert aus. Ich nehme den Fahrradhelm vom Kopf; er ist zerbrochen. Nicht auszudenken, wie mein Kopf aussehen würde, wenn ich den Helm nicht aufgehabt hätte. Ich wage vorsichtig und mit Hilfe freundlicher Passanten, mich aufzusetzen.

Eine der Frauen am Unfallort ist so freundlich, mich ins nächstgelegene Krankenhaus zu bringen. Erst bei der Fahrt dorthin spüre ich Schmerzen. Meine komplette rechte Seite ist aufgeschürft, die Radbekleidung hängt in Fetzen herunter. Mein rechter Ellbogen schmerzt, und ich kann den Kopf kaum drehen.

Als ich die Notaufnahme der Klinik ungefähr zwei Stunden, viele Röntgenbilder, eine Halskrause und einen Arm in Gips später verlasse, bin ich nur wütend. Das Unternehmen Ironman Roth wird in diesem Moment zu Grabe getragen.

Schlecht gelaunt begleite ich Harald am darauffolgenden Wochenende zum Marathon nach Hannover. Ich bin genervt von meinem Gips am Arm, von der Halskrause, von den Schmerzen und vor allem von den vielen quietschfidelen Läufern. Da hilft es auch nicht, dass wir kostenlos ein schönes und nobles Zimmer direkt im Start-Ziel-Bereich zur Verfügung gestellt bekommen.

Am Tag des Marathons strahlt die Sonne vom Himmel. Harald und ich gehen gemeinsam zur Strecke. Da es sich um einen Rundkurs handelt, kann ich Harald nach etwa der Hälfte der Strecke vorbeilaufen sehen, ohne mich großartig vom Hotel wegbewegen zu müssen. Ich reiße mich zusammen, mache ihm durch lautes Rufen Mut.

Während ich auf seine Ankunft im Ziel warte, drängt sich der Tod in mein Leben. Direkt vor meinen Augen fällt ein Mann nach dem Zieleinlauf um. Ärzte und Rettungssanitäter sind sofort zur Stelle und reanimieren ihn, indem sie ihm so lange Elektroschocks per Defibrillator verabreichen, bis sein Herz wieder schlägt. Als er in einem Rettungshubschrauber abtransportiert wird, sieht er leblos aus, und sein Gesicht ist schneeweiß. Später erfahre ich durch die Medienberichterstattung, dass er nicht überlebt hat. In diesem Moment hasse ich ihn, den Tod. Und er macht mir Angst.

Diese Begegnung mit dem Tod macht mir die Endlichkeit meines eigenen Daseins auf erschreckende Art und Weise und sehr deutlich bewusst. Ich will leben, das Leben aufsaugen. Ich will keine Rücksicht auf meine Erkrankung nehmen.

Genau aus diesem Grund mache ich schon wenig später, am letzten Wochenende im Mai, etwas total Verrücktes: Ich starte gemeinsam mit Harald bei den Deutschen Meisterschaften im Vierundzwanzig-Stunden-Lauf in Hamburg.

Der Gips ist weg, aber mein Ellbogen und meine Halswirbelsäule sind noch nicht wieder richtig beweglich. Das spielt bei diesem einzigartigen Erlebnis jedoch überhaupt keine Rolle.

Wir starten am Samstag um dreizehn Uhr auf dem ungefähr eineinhalb Kilometer langen Rundkurs. Dort drehen wir Runde um Runde, bei Regen und bei Sonnenschein, in dunkler Nacht und in der Morgendämmerung. Wir schlafen nicht, sondern setzen uns nur für eine halbe Stunde ins Auto, um dann mit steifen, schmerzenden Muskeln weiterzutraben.

Natürlich läuft Harald viel schneller als ich, und wir laufen nur sporadisch zusammen. Aber selbst wenn wir nebeneinanderher laufen, reden wir nicht. Jeder ist mit sich selbst beschäftigt, jeder mit seinen Gedanken allein. Die Muskeln und Sehnen schmerzen. Die Füße sind voller Blasen. Die Nahrungs- und Getränkeaufnahme nach jeder Runde bereitet keine Freude mehr; sie ist vielmehr eine Pflicht, um nicht zu dehydrieren oder zu unterzuckern.

Die Welt wird klein, winzig klein. Sie dreht sich in und um die eineinhalb Kilometer mitten in Hamburg. Hier gibt es für mich weder Ted noch verpasste Chancen, wie meinen Start beim Triathlon in Roth. Die Gedanken kreisen im Nichts – und genau das macht wohl auch den Reiz einer solchen sportlichen Herausforderung aus. Ich finde dabei zu mir selbst, weil ich mir selbst überlassen bin. Es ist wie Meditation. Die Welt außerhalb der Laufrunde erscheint unwirklich – und somit treten auch alle Probleme in den Hintergrund.

Es ist schwer, jemandem das Erlebnis dieser vierundzwanzig Stunden nahezubringen, der nicht sportbegeistert ist. Wahrscheinlich erklären mich etwa neunzig Prozent der Bevölkerung für völlig verrückt, weil ich mich solch einer Tortur aussetze – und zwar ganz und gar freiwillig. Nicht nur das, ich bezahle sogar noch Startgeld, um mich zu quälen. Bei einer Laufveranstaltung habe ich einmal ein schönes Transparent gelesen: »Genieß es, du hast dafür bezahlt.« Ich genieße – und nicht nur, weil ich dafür bezahlt habe.

Für mich ist es trotz Schmerzen ein wertvolles Erlebnis, an die Leistungsgrenzen von Körper und Geist zu gehen. Letztlich ist es ein Beweis dafür, dass die Psyche der Physis überlegen ist. Wenn der Körper zu versagen droht, bringt mich allein die Willenskraft weiter.

Bei dem Hamburger Lauf schaffe ich es nicht nur, vierundzwanzig Stunden auf den Beinen zu bleiben, sondern knacke auch die magische Einhundert-Kilometer-Grenze. Mit knapp über einhundertundeins gelaufenen Kilometern bin ich total zufrieden und glücklich – und sehr stolz auf meine Leistung.

Getragen von der Welle der Begeisterung dieses Lauferlebnisses gilt für mich für die kommenden Wochen nur ein Motto: Lauf!

Am 10. Juni starte ich gemeinsam mit Harald und seinem Sohn Lukas in Viernheim, wo wir eine Strecke über fünf Kilometer laufen und einen Pokal in der Familienwertung absahnen. Zur Belohnung gibt es Burger und Pommes.

Am 18. Juni – meinem Geburtstag – laufe ich zehn Kilometer in Mülheim an der Ruhr. Die Strecke ist sehr schön und führt durch den Wald. Harald läuft die ganze Zeit direkt an meiner Seite. Ich pruste wie ein Walross, kann trotz kühler Getränke und nasser Schwämme die Hitze kaum ertragen und brauche eine Stunde und vier Minuten für eine Strecke, die ich doch schon mal in knapp fünfzig Minuten zurücklegen konnte. Dennoch bin ich froh, auch diesen Lauf zu bewältigen. Danach geht es direkt hinein ins Vergnügen: Wir besuchen Warner Bros. Movie World, einen Freizeitpark ganz in der Nähe. Es ist ein rundum gelungener Geburtstag.

Am 25. Juni gehe ich in Stuttgart über die Halbmarathondistanz auf die Strecke. Um diesen Lauf zu beschreiben, reichen mir zwei Wörter: Qual und Verzweiflung. Schon auf den ersten Kilometern schwitze ich wie verrückt, obwohl der Himmel bedeckt und es für die Jahreszeit sogar zu kühl ist. Immer wieder muss ich mich selbst motivieren und rede mir gut zu: »Weiter, immer nur einen Fuß vor den anderen.« Der Zieleinlauf ist im Stadion. Von der eigentlich tollen Atmosphäre, die bei solchen Anlässen immer herrscht, bekomme ich nichts mit. Ich stolpere über die Ziellinie, falle völlig fertig auf den Boden und weine. Eine Mischung aus Tränen der Enttäuschung, denn meine Zeit liegt bei zwei Stunden und achtundzwanzig Minuten, und Tränen der Verzweiflung, denn mein Körper will einfach nicht mehr so, wie ich es bisher gewohnt war. Harald schafft es jedoch, mich zu beruhigen und meine Tränen zu trocknen. Nach dem Duschen trage ich dann doch mit einem Lächeln das Finisher-T-Shirt.

Selbst dieses Ereignis kann mich nicht vom Laufen abhalten: Mitte Juli schon schließe ich mich einmal mehr Harald an und starte beim Nachtmarathon in Marburg. Harald wählt die lange Strecke – einhundert Kilometer –, und ich mache mich nach dem Startschuss im Marburger Stadion für die knapp über zweiundvierzig Kilometer auf den Weg.

Diesmal ist es wieder ein Lauferlebnis der besonderen Art: Ich versinke in mir selbst. Nach den ersten Kilometern durch die Stadt führt die Strecke hinaus in die Dunkelheit, durch die Felder, entlang der Lahn, durch kleine Ortschaften. Die Verpflegungsstände leuchten schon von Weitem wie kleine Oasen im Dunkel der Nacht. Sie laden ein, um dort zu verweilen – bei gut gelaunten Menschen, Musik, Essen und Trinken.

Doch es zieht mich weiter, in die Einsamkeit meines Laufes zurück. Leuchtstäbe als Wegweiser geben ein warmes, wenn auch ein wenig unheimliches Licht ab. Glimmende Punkte in der dunklen Nacht. Ich genieße jeden Schritt dieses Marathons. Es spielt überhaupt keine Rolle, dass ich nach fast sechs Stunden nur noch zwei Menschen hinter mir habe. Als ich das Ziel im schwach beleuchteten Stadion erreiche, hängt mir eine freundliche Frau eine Medaille um den Hals, und ich fühle mich großartig.

Von diesem Lauf nehme ich so viel Energie mit, dass ich in der nächsten Zeit nicht einmal mehr an Ted denke. Aber er macht es mir auch leicht, ihn zu vergessen, denn er gibt weiterhin kein Lebenszeichen von sich.

Das normale Leben – mit Ted im Gepäck

Ich beginne zu vergessen. Zu vergessen, dass ich nicht so gesund bin wie andere. Zu vergessen, dass ich einen Defibrillator in mir trage. Zu vergessen, wie nahe ich dem Tod bin.

Zu normal gestaltet sich mein Leben: Ich arbeite, und es macht mir Spaß. Ich trainiere Laufen, Radfahren und Schwimmen. Warum auch nicht? Manchmal huscht sogar der Gedanke durch meinen Kopf, dass ich vielleicht doch irgendwann mal wieder hinter dem Steuer eines Fahrzeuges sitze.

Am ersten Septemberwochenende verschlägt es Harald und mich ins niederländische Almere. Dort findet ein Vierundzwanzig-Stunden-Lauf statt. Harald startet, und ich stehe ihm, so gut es eben geht, zur Seite.

Die Menschen in diesem schönen, kleinen Ort sind nett, hilfsbereit und schaffen eine sehr gute Stimmung für einen noch besseren Zweck: Bei dem Lauf handelt es sich um eine Benefizveranstaltung für an Multipler Sklerose erkrankte Menschen. Jeder Kilometer zählt.

Nach dem Lauf steuern Harald und ich unser Hotel, das direkt am Meer liegt, an. Das Hotel amüsiert uns durch seine merkwürdige Einrichtung – das Highlight ist ein Ledersofa in knalligem Mint –, aber wirklich gemütlich ist es dort nicht. Wir halten uns aber sowieso nicht lange dort auf, sondern genießen lieber die Umgebung und unternehmen einen kleinen Spaziergang am Strand.

Als wir die Heimreise antreten, haben wir die Bäuche voll mit fetten holländischen Pommes mit noch fetterer Mayonnaise. Wieder ein rundum gelungenes Wochenende!

Ende September machen Harald und ich gemeinsam mit unseren Arbeitskollegen Anja und Joachim einen sportlichen Ausflug in die Eifel. Wir starten alle beim »Lauf durch die grüne Hölle« auf dem Nürburgring.

Mit Joachim und Anja walke ich neun Kilometer, während Harald dreiundzwanzig Kilometer läuft.

Harald und ich starten zusätzlich noch beim Schnupperlauf. Während des viereinhalb Kilometer langen Laufs empfinde ich die sportliche Betätigung gar nicht als so anstrengend, obwohl ich schon deutlich an die Grenzen meiner Belastbarkeit gehen muss. Im Ziel aber bin ich total platt und sehr kurzatmig. Ich gebe keine gute Figur ab, kann der Belastung kaum standhalten.

Die Regeneration nach diesem Wochenende dauert ziemlich lange.

Ende Oktober werde ich von der Firma Guidant völlig überraschend zur Eröffnungsfeier ihres Schulungszentrums in Brüssel am 8. November eingeladen, um dort einen kurzen Vortrag zum Thema Patienten und Selbsthilfegruppen mit implantiertem Defibrillator zu halten.

Mit der Firma Guidant verbindet mich nicht nur, dass sie Ted hergestellt hat, sondern auch, dass ich alle Informationen rund um den Defibrillator bei ihr erhalte. Davon mache ich auch regelmäßig Gebrauch, und daher bin ich bei Guidant schon recht bekannt.

Bei meinem Vortrag soll es vor allem darum gehen, den Anwesenden bildhaft vor Augen zu führen, wie viel Lebensqualität ein Produkt ihrer Firma geben kann. Dafür bin ich der allerbeste und lebendigste Beweis.

Die geladenen Gäste sind ein ausgewählter Kreis von Europas besten Kardiologen. Des Weiteren sprechen die wichtigsten Manager der Firma Guidant. Ein wenig verloren fühle ich mich schon im Kreise dieser »großen« Männer. Aber bereits beim Mittagessen ist meine erste Scheu verflogen, und ich unterhalte mich prächtig.

Als ich nachmittags meine kleine Präsentation zeige, ist mein Kopf vor Aufregung rot wie eine Tomate. Aber eigentlich fühle ich mich wohl im Kreis dieser interessanten und freundlichen Menschen.

Nach meiner Präsentation stürmt Joseph Brugada – einer der Brüder, nach denen meine Erkrankung benannt ist – auf mich zu. Er ist begeistert – ob von mir persönlich, der Präsentation oder der Tatsache, dass ich am Brugada-Brugada-Syndrom leide, weiß ich nicht genau. Ich denke, es ist eine Kombination aus allem. Jedenfalls habe ich die Möglichkeit, mich mit Herrn Brugada zu unterhalten. Ich empfinde es als ein Geschenk, mit dem Experten der Experten für meine Krankheit über diese zu reden. Wer hat schon jemals so eine Chance?

Zudem ist Herr Brugada ein ausgesprochen lustiger Mensch, der immer einen lockeren Spruch auf den Lippen hat und mit dem ab und zu sein spanisches Temperament durchzugehen scheint. Davon werde ich Zeuge, als wir uns verabschieden: Er hebt mich hoch und drückt mir links und rechts einen Schmatzer auf die Backen. Ein wahrhaft erinnerungswürdiges Erlebnis!

Als ich im Flieger nach Frankfurt sitze, fühle ich mich selbstbewusst und glücklich. Ein rundherum tolles Erlebnis liegt hinter mir. Und ich fühle mich so unglaublich lebendig, wie seit Langem nicht mehr …

Kurze Zeit nach diesem äußerst positiven Erlebnis habe ich

erneut eine Begegnung mit dem Tod: Meine Freundin Eri erliegt am 23. November ihrem Krebsleiden.

Doch dem Tod kann man nicht entkommen. Er hat eigene Gesetze, die mir bis heute im Verborgenen bleiben. Er ist eiskalt, grausam und sinnlos.

Auch wenn Eris Tod nicht überraschend kommt, überrollt er mich. Mit diesem Ereignis tritt der Tod mit all seiner Härte in mein Leben, und ich spüre seinen Atem ständig im Nacken. Trauer, Wut, Angst und Verzweiflung führen bei mir schließlich zu einer Resignation. Ich fühle mich kraftlos und machtlos, sehe keinen Sinn mehr im Kampf gegen den Sensenmann.

Und er belauert mich wirklich. Ted kommt richtig zum Einsatz: Eine erste Schockabgabe ereilt mich am 30. November, gefolgt von Abgaben am 5., 8., 14. und 20. Dezember. Immer wieder bin ich für einige Tage in der Bad Nauheimer Kerckhoff-Klinik. Ich fühle mich leer und stürze scheinbar haltlos dem Tod entgegen.

Den Heiligen Abend möchten Harald und ich in diesem Jahr bei seiner Mama in Gladbeck feiern. Doch Ted und der Tod haben keinen Respekt vor mir oder Weihnachten.

Um zehn Uhr neun bekomme ich erneut eine Schockabgabe. Harald hält dabei meine Hand, und ich bin bei völlig klarem Bewusstsein. Der bekannte Hornissenschwarm nimmt Besitz von meinem Körper, die Luft wird knapp, und dann bäume ich mich kurz auf, als Ted seine lebensrettenden einunddreißig Joule durch meinen Körper jagt. Dies alles geschieht innerhalb weniger Sekunden, und dennoch fühle ich mich, als hätte ich stundenlang schwerste Arbeit verrichtet. Dabei ist Ted es, der seine Arbeit macht. Ich bin nur Statist. Ich sinke nieder, stumm und lautlos.

Wir beschließen, die nahegelegene Klinik in Essen aufzusuchen. Diese Idee gehört wohl zu den schlechtesten, die ich je hatte. Was wir dort erleben, lässt uns einfach nur sprachlos, erschreckt und erstaunt zurück.

Schon an der Pforte scheint man rein gar nichts zu verstehen, als ich mich als Patientin mit Defibrillator und Kammerflimmern anmelde.

Das Klinikum in Essen besteht aus diversen Einzelgebäuden. Da ich mich kaum auf den Beinen halten kann, schleift Harald mich mehr oder weniger durch das Gebäudelabyrinth und durch einen Schilderwald an Wegweisern. Nach ungefähr zehn Minuten, die uns beiden als geradezu endlos erscheinen, betreten wir schließlich ein Gebäude mit dem Schild »Notaufnahme«.

Es ist ein altes, dunkles Gebäude. Der lange Flur ist menschenleer, und kein Geräusch ist zu hören.

Während Harald mich über den Gang schleppt, öffnet sich eine Tür, und plötzlich steht ein Arzt vor uns. Er kann mit den Begriffen Kammerflimmern und Defibrillator und sogar mit Brugada-Brugada-Syndrom etwas anfangen. Außerdem ist er so freundlich, mich auf dem Schreibtischstuhl aus seinem Büro in Richtung Notaufnahme zu rollen, weil kein Rollstuhl griffbereit ist. Der nette Arzt meldet uns noch in der Notaufnahme an, verschwindet dann aber im Krankenhausalltag.

In der Ambulanz empfängt Harald und mich ein Mitarbeiter, der unsere Anwesenheit ganz offensichtlich als Belästigung empfindet. Vielleicht ist er einfach nur frustriert und genervt, weil er an Weihnachten arbeiten muss – und durch meine Anwesenheit hat er nun wirklich Arbeit.

Der Pfleger schließt mich an ein EKG an. Etwa eine halbe Stunde liege ich halb entblößt und frierend auf einer Liege, während meine persönlichen Daten erfasst werden.

Mehrmals richtet der Mann seinen Blick auf den Monitor

und meint schließlich: »Was wollen Sie denn eigentlich? Das sieht doch alles bestens aus.«

Keine Ahnung, wie ich in dieser Situation meine Haltung bewahre, aber ich antworte nur: »Ja, der Defi hat den Herzrhythmus wieder in Ordnung gebracht. Heute Morgen hatte ich Kammerflimmern und daraufhin eine Schockabgabe.« Vielleicht hatte ich einfach eine bessere Kinderstube als mein Gegenüber ...

Der Pfleger zieht verächtlich eine Augenbraue nach oben, und ich weiß genau, dass er mich für eine hysterische Zicke hält. Einen weiteren Kommentar verkneift er sich jedoch.

Dann erscheint ein Arzt der Sorte junger dynamischer Besserwisser. Er wirft ebenfalls einen Blick auf den Monitor: »Da ist doch alles in Ordnung.«

Meine Geduld ist genügend strapaziert. Wir brauchen Fakten. Ich bitte Harald, dem Arzt einige EKG-Ausdrucke von Kammerflimmern, die ich in meiner Geldbörse mit mir herumtrage, zu reichen. Als der Arzt den ersten Blick auf diese Ausdrucke wirft, wird er plötzlich hektisch.

Das Auslesegerät für den Defi muss gesucht werden. Keiner der Anwesenden hat auch nur den Hauch einer Ahnung, wo es sein könnte. Erst ein anderer Arzt, den man angerufen hat, weiß, dass diese Geräte im Keller deponiert sind. Doch den Kellerschlüssel hat der Hausmeister, und der ist Weihnachten natürlich nicht in der Klinik. Ein weiterer Pfleger wird losgeschickt, um den Schlüssel beim Hausmeister zu Hause abzuholen.

Was sich wie ein schlechter Film anhört, ist für mich leider bittere Realität.

Der junge Arzt hat inzwischen einige seiner Kollegen zusammengetrommelt. Sie starren gemeinsam auf die mitgebrachten EKG-Streifen und diskutieren. Mich beachtet kein

Mensch. Wahrscheinlich würde es nicht mal auffallen, wenn ich einfach aufstehen und gehen würde.

Ungefähr zwanzig Minuten später ist der Kellerschlüssel endlich in der Notaufnahme angekommen, und es dauert dann auch nicht mehr lange, bis gleich zwei Auslesegeräte auftauchen. Fragende Blicke und Achselzucken bei den Halbgöttern in Weiß. Glücklicherweise kann wenigstens ich für Aufklärung sorgen, denn ich kenne das richtige Gerät.

Die Ärzteschar schafft es dann tatsächlich, meine Kammerflimmer-Episode vom Morgen auszudrucken. Sie sind völlig fasziniert von der wunderschönen spindelförmigen Torsade, die auf dem Ausdruck zu sehen ist. Um mich kümmert sich weiterhin niemand.

Als zwei der Ärzte plötzlich die Idee haben, meinen Defi umzuprogrammieren, werde ich allerdings aktiv. Niemand programmiert hier etwas um. Da vertraue ich ausschließlich den mir bekannten Ärzten.

Prompt verlässt die versammelte Ärzteschar die Notaufnahme, in den Händen – wie eine Trophäe – meine ausgedruckten EKG-Streifen. Und ich bleibe ein weiteres Mal unbeachtet liegen.

Ich entferne die Klebeelektroden selbst und streife meinen Pullover wieder über. Ich erhalte wortlos meinen Defi-Ausweis und einen Brief für den Hausarzt.

Harald und ich sind froh, dass wir das Gebäude wieder verlassen können. So wenig Menschlichkeit habe ich bisher noch in keiner Klinik erfahren. Vor allem steht es im krassen Gegensatz zum Umgang mit Patienten in der Kerckhoff-Klinik.

So schnell wie möglich gehen Harald und ich in Richtung Parkhaus und fahren zurück nach Gladbeck, um wenigstens noch ein bisschen Weihnachten zu feiern.

Direkt nach den Weihnachtsfeiertagen machen Harald und ich uns auf den Weg nach Garmisch-Partenkirchen. Meine Eltern haben uns Eintrittskarten für das traditionelle Skispringen am Neujahrstag geschenkt und ein Zimmer in einem idyllisch gelegenen, sehr gemütlichen Hotel in der Nähe des Klosters Ettal gebucht. Die Schneelandschaft ist traumhaft, und auch das Wetter lässt nichts zu wünschen übrig.

Am Tag nach unserer Ankunft machen wir einen Ausflug zur Zugspitze. Der Blick vom Gipfel dieses Berges ist überwältigend. Die Welt erscheint von dort oben endlos und gleichzeitig doch begrenzt. Ich bin dem Himmel so nah, dass ich denke, ich könne das Blau greifen, wenn ich nur die Hand ausstrecken würde. Ich bin glücklich und denke weder an Herzrhythmen noch an Ted.

Den letzten Abend des Jahres 2000 verbringen Harald und ich bei Kerzenschein und einem sehr leckeren Fünf-Gänge-Menü im Restaurant unseres Hotels. Um Mitternacht nehmen wir eine Flasche Sekt und viele bunte Raketen, packen uns in warme Kleider und stellen uns auf eine große, einsame, verschneite Wiese am Fuße eines Berges.

In der Ferne hören wir das Glockenläuten des Klosters. Die verschiedenen Farben unserer Raketen zaubern eine einzigartige Stimmung in die dunkle Nacht, und ein sternenüberfluteter Himmel über uns verzaubert uns für eine gute Stunde.

Am nächsten Tag sehen Harald und ich uns einen tollen Skisprung-Wettbewerb bei strahlend blauem Himmel und Sonnenschein an. Ich bin ein begeisterter Anhänger dieser Sportart; die Faszination der durch die Lüfte segelnden Männer in bunten Anzügen nimmt mich immer wieder gefangen.

Als wir am Tag darauf die Heimreise antreten, habe ich

das Gefühl, Kraft für alle Hürden des Lebens gesammelt zu haben. Ich habe regelrecht Energie getankt.

In manchen Momenten spukt wieder der Gedanke an eine Teilnahme am Ironman durch meinen Kopf. Diese Geistesblitze werden jäh unterbrochen von drei Blitzen, die meinen Körper durchzucken: am Vormittag des 10. Januars und zweimal in der Nacht zum 11. Januar. Ich bin am Ende – körperlich und mental.

Als ich am Morgen des 11. Januars in der Kerckhoff-Klinik eintreffe, bin ich ein wahres Häufchen Elend, nichts weiter als eine schlaffe, über ein Vakuum gestülpte menschliche Hülle. Meine Akkus sind leer, und mein Körper ist müde.

Helfende Hände, freundliche Blicke und bekannte Gesichter begegnen mir einmal mehr in der Kerckhoff-Klinik. Ich finde in all dem Chaos des Klinikalltags auf der Überwachungsstation meine kleine Oase. Egal, wer oder was neben mir piepst, klingelt, blubbert oder sonstige Geräusche von sich gibt – ich kann hier Ruhe finden, fühle mich gut aufgehoben. Die Angst vor dem Überlebenskampf schwindet wieder dahin.

Aber schon am 21. Januar beweist Ted noch mal, wie viel Energie in ihm steckt. Ich bin auf dem Weg zur Arbeit und möchte gerade das Firmengebäude betreten, als ich eine Schockabgabe erhalte. Wenn ich mich gerade bewege, ist diese nicht nur sehr überraschend, sondern auch schmerzhaft. Mit einem lauten Schrei sinke ich zu Boden. Die Kollegen kommen herbeigestürmt, bringen mir Decken. Kurze Zeit später höre ich das Martinshorn des Krankenwagens, den man gerufen hat.

Ich lande in der Notaufnahme des Städtischen Klinikums Darmstadt. Dort kennt man mich glücklicherweise und lässt mich nach einer Infusion und nur wenigen Stunden Aufenthalt wieder nach Hause gehen.

In der Firma hat dieses Ereignis jedoch eine große Veränderung herbeigeführt. Ich merke, dass mir die Kollegen mit Angst begegnen, und fühle mich von vielen ausgegrenzt. Ich halte mich an die Menschen, die mir Kraft geben, wie meine Kollegin Anja und natürlich Harald. So bleibt der Job für mich ein positiver Lebensinhalt.

Das sportliche Ziel, den Ironman zu absolvieren, habe ich mir erst mal abgeschminkt. Ich will mir keinen Druck machen, möchte einfach das Leben genießen. Sport verliert im Jahr 2001 für mich an Wichtigkeit. Ich mache keinen einzigen Wettkampf und laufe nur ab und an. Auch Harald ist in diesem Jahr sportlich nicht so aktiv.

Lediglich im Mai fahren wir gemeinsam zum Marathon nach Würzburg und zwei Wochen später zum Rhein-Ruhr-Marathon in Haralds alter Heimat. Harald läuft, während ich die Veranstaltungen als Zuschauerin miterlebe.

Ansonsten genießen Harald und ich den Sommer, sitzen mit Freunden im Biergarten, sporteln ohne Druck, machen Urlaub an der Nordsee und bei Haralds Mama. Wir sind einfach froh, ein scheinbar ganz normales Leben zu führen.

Doch bevor dieser losgelöste Sommer ganz vorbei ist, drängt sich der Defibrillator wieder in meinen Alltag. Eine Schockabgabe am 1. September und zwei am 5. September sorgen dafür, dass ich stationär in der Kerckhoff-Klinik aufgenommen werde.

Der Oberarzt will mir etwas Gutes tun und organisiert ein Einzelzimmer auf der Privatstation für mich. Es geht mir schlecht, denn ich bin total kraftlos. Die sonnige Sommerstimmung geht nahtlos in eine Herbstdepression über.

Verschlimmert wird die Situation dadurch, dass ich am 18. September eine Änderungskündigung erhalte. Sprachlos starren Harald und ich auf das Schreiben meines Arbeitgebers. Ganz offensichtlich hat man sich das Ausmaß meiner Erkrankung inzwischen bewusst gemacht, und die Defi-Aktion vor der Firma hat anscheinend gravierende Spuren hinterlassen. Hinzu kommen die Fehlzeiten aufgrund des Brugada-Brugada-Syndroms. Ich bin am Ende, zerstört, handlungsunfähig.

Doch auch jetzt gebe ich die Hoffnung wieder einmal nicht auf. Stattdessen bewerbe ich mich für einen Job beim Veterinäramt in Göppingen. Ausgerechnet der so ungeliebte Behindertenausweis verhilft mir zu meiner neuen Stelle. Schließlich sind besonders Ämter dazu verpflichtet, Menschen mit einem Behindertenstatus zu beschäftigen. Das erscheint mir zwar paradox, aber ich bin froh, nicht arbeitslos zu werden.

Nicht leicht fällt es mir, dass ich bald eine Fernbeziehung mit Harald führen muss. Aber nicht nur aus diesem Grund wollen wir seinen Geburtstag am 28. September noch einmal richtig schön feiern.

Wir haben allerdings nicht mit Ted gerechnet, der sich just an diesem Tag wieder einmal meldet. Mit seiner Schockabgabe erinnert er uns daran, dass das Leben manchmal eine echte Herausforderung ist. So feiern wir doppelt: Haralds sechsunddreißigsten Geburtstag – und meinen soundsovielten.

Bald beginne ich, Kisten für den Umzug zu packen, wenngleich sich die Wohnungssuche als schwierig gestaltet. Da ich noch immer keine Wohnung gefunden habe, werde ich zur Überbrückung erst einmal in ein Hotel ziehen.

Im Umzugsgetümmel geht eine erneute Schockabgabe am 9. November fast unter. Ich bin zu müde, um gegen Ted zu kämpfen, selbst zu müde, um an seiner Seite zu kämpfen.

Ich ignoriere ihn einfach und sehe einer neuen Zukunft in Göppingen optimistisch entgegen.

Anfang Dezember starte ich frühmorgens mit einer erneuten Schockabgabe in den neuen Job beim Veterinäramt. Der Beginn des neuen Lebens im Schwabenland steht wohl unter keinem guten Stern.

Basti

Nachdem ich endlich eine Wohnung in Göppingen gefunden habe, hilft mein Paps mir dabei, sie zu renovieren. Noch vor Weihnachten kann ich in meine neue, gemütliche Behausung im Schwabenland einziehen. Sie hat einen großen Vorteil gegenüber meiner alten Wohnung: Hundehaltung ist dort erlaubt.

Seit frühester Kindheit träume ich davon, einen Hund zu haben. Doch irgendwie passte ein Hund bisher nie in mein Leben. Schließlich übernimmt man als Halterin eine große Verantwortung – und auch die Zeit und das Geld, das man in einen Hund investieren muss, sind nicht zu unterschätzen.

Ich rede mit Harald über meine absurde Idee, und er ist begeistert. Allerdings will er erst einmal einen Arbeitsplatz in meiner Nähe finden. Ich muss mich also noch etwas gedulden, bis wir das Projekt Vierbeiner gemeinsam angehen können.

Trotzdem surfe ich schon mal unverbindlich im Internet und suche nach einem Hund. Es dauert nicht so lange, bis ich »ihn« entdecke: Basti, einen Nova Scotia Duck Tolling Retriever. Von dieser Rasse hatte ich zuvor noch nie etwas gehört, aber die Bilder sprechen für sich. Basti hat ein rotes Fell wie Pumuckl, grüne Augen, weiße Pfoten und einen weißen Latz. Das Einzige, womit ich mich nicht wirklich anfreunden kann, ist seine rötliche Nase. Es ist zwar noch Weihnachtszeit, aber Rudi das Rentier mit der roten Nase will ich dann doch nicht haben.

Trotzdem lässt Basti mich nicht mehr los. Anfang Januar rufe ich bei seinen derzeitigen Besitzern an und frage, ob er noch zu haben ist. Ich telefoniere fast eine Stunde mit der Besitzerin, die mir einfach alles über Basti erzählt: Er wurde im April 2001 geboren, ist schon ausgewachsen und lebt in einem großen Rudel auf einem Hof im Bayerischen Wald, wo Fuchs und Hase sich Gute Nacht sagen. Am Ende des Gesprächs verspricht mir die Besitzerin, per E-Mail ein paar Fotos von Basti zu schicken. Keine Stunde später sind sie da. Ich rufe Harald an, und er ist verblüfft, dass ich noch mal die Initiative in Sachen Basti ergriffen habe. Als wir uns die Bilder gemeinsam ansehen, ist uns sofort klar, dass wir diesen Hund so schnell wie möglich kennenlernen wollen.

Ein paar Tage später sind Harald und ich in Richtung Wiesenfelden im Bayerischen Wald unterwegs, um uns Basti anzusehen. Wir sind nervös und haben jetzt doch ein bisschen Angst, ob wirklich alles passt.

Als wir die lange Hofeinfahrt hinunterfahren, stellt sich uns ein sehr großer Appenzeller Sennenhund in den Weg. Es ist Xaver, der Hofhund. Er hat ein furchteinflößendes Aussehen, aber das Gemüt eines Lammes. Allerdings würde er jederzeit seine Familie verteidigen – und genau das ist auch sein Job.

Der Hausherr kommt um die Ecke und nimmt Xaver zur Seite, sodass wir weiterfahren und im Hof parken können. Ich öffne meine Autotür, um auszusteigen, und da kommt Basti schon angestürmt und klettert zu mir ins Auto. Alle Fragen und Unsicherheiten sind innerhalb weniger Sekunden zerstreut. Bei mir ist es Liebe auf den ersten Blick – und bei ihm ganz offensichtlich auch.

Aber es folgt noch ein kleiner Test, bevor wir Basti wirklich haben können. Als wir in der gemütlichen Wohnküche der Besitzer Platz nehmen, geht die Tür auf und drei rothaarige Hunde betreten die Wohnstube. Es ist die Familie Rotnase: Mama Bonnie, Papa Henry und Sohn Basti. Die Besitzer sind der Meinung, dass uns auch Bastis Eltern mögen müssen. Wir sind noch einmal gespannt, aber hatten eigentlich keinen Grund zur Sorge: Henry schmeißt sich direkt vor meinen Füßen auf den Rücken und will gekrault werden, Bonnie leckt Haralds Hände und genießt Streicheleinheiten. Basti liegt zwischen uns. Da sind alle erst mal sprachlos.

Am darauffolgenden Wochenende sollen Harald und ich noch mal in den Bayerischen Wald kommen und Basti für zwei komplette Tage mit zu uns in eine Ferienwohnung nehmen. Wir haben dafür Verständnis, denn wir möchten auch, dass sich Basti wirklich wohl bei uns fühlt.

Nach unserem ersten Zusammentreffen mit Basti sind Harald und ich uns einig: der oder keiner! Wir sind im Hundefieber und können die kommende Woche kaum an etwas anderes denken als an Basti. Meine Kollegin Heike wird zu meinem »tapferen Opfer«, das sich täglich geduldig Basti-Geschichten anhört.

Am nächsten Wochenende reisen Harald und ich wieder in den Bayerischen Wald, der sich innerhalb weniger Tage in ein wahres Winterwunderland verwandelt hat. Überall liegt Schnee, und wir genießen dieses Idyll in einer kleinen Ferienwohnung mit Basti, der uns ein wenig Sorgen bereitet.

Wir haben ihm jede Menge Leckereien mitgebracht, die er genüsslich zerkaut. Aber ansonsten ist er unruhig, liegt keine fünf Minuten auf einem Platz, und zur Krönung pinkelt er noch an den Herd. Harald und ich haben das Gefühl, alles falsch zu machen und denken, dass Basti unglücklich ist. Selbst auf den Spaziergängen ist keiner von uns entspannt. Doch eigentlich hat Basti unsere Herzen schon längst erobert.

Als Harald und ich den Hund Sonntagnachmittag wieder zu seinen Besitzern bringen, sind wir verunsichert. Doch die beiden sind sich sicher, dass Basti uns gut findet. So unterschreiben wir den Schutzvertrag für ihn: Zar Valentin Simba, wie er laut Geburtsurkunde heißt.

Am liebsten würden wir ihn sofort mitnehmen, aber da Haralds Mama Ende Januar ihren siebzigsten Geburtstag feiert, entschließen wir uns schweren Herzens dazu, Basti noch bis Anfang Februar bei seinen derzeitigen Besitzern zu lassen. Es wäre sicherlich zu viel Hektik für Basti, direkt mit uns zu verreisen.

Als Harald und ich ins Auto steigen, will Basti wieder mit einsteigen. Aber die Besitzerin holt ihn zurück. Ich schaue Basti an, und sein Blick brennt sich für immer in mein Gedächtnis. Es ist, als wolle er sagen: »Hey, ich habe mich doch ganz anständig benommen und nur einmal in die Wohnung gepinkelt, und überhaupt liebe ich zwar meine Menschen und mein Hunderudel hier, aber so zwei Menschen ganz für mich allein zu haben, wäre doch toll.« Ich muss die aufsteigenden Tränen runterschlucken.

Als wir auf der Autobahn in Richtung Heimat unterwegs sind, weicht die augenblickliche Traurigkeit bald der Vorfreude auf Basti.

Eine Woche nach der schönen Geburtstagsfeier von Haralds Mama fahren wir zu Basti. Ich habe viele schlaflose Nächte verbracht – zerrissen zwischen totaler Begeisterung und der Angst, überfordert zu sein. Wir platzen fast vor Anspannung, als wir wieder die lange Hofeinfahrt hinunterfahren, um Basti abzuholen. Wird er uns wiedererkennen?

Die Besitzer kommen uns schon mit ihm entgegen. Seine Freude über uns ist ein wenig verhalten. Vielleicht fragt er sich, ob wir ihn erneut nur für einen Tag mitnehmen.

Wie dem auch sei, er steigt freiwillig ins Auto, und wir

machen uns auf die lange Heimreise. Unterwegs schaue ich immer wieder auf den Rücksitz, wo er thront wie ein kleiner König. Wir haben die Rückbank mit kuscheligen Decken ausgelegt, die er jedoch mit aller Gewalt auf die Seite schiebt. Er gehört offensichtlich eher zu den harten Jungs.

Basti ist ein besonderer Hund, wie wir in der nächsten Zeit feststellen. Er fürchtet sich vor Füchsen und lauten Geräuschen, hat den Teppich im Flur zu seiner Pipiecke auserkoren, weigert sich, Treppen zu steigen, tötet mit Vorliebe Topfpflanzen, verarbeitet Regale zu Sägespänen und »liest« gerne Zeitschriften, indem er sie in kleine Teile zerfetzt.

Aber er bringt Spaß und Freude, und es ist schön zu sehen, wie er allmählich Vertrauen zu uns fasst und sich auch mal schmusen lässt. Mit jedem Tag fühlt er sich sichtlich wohler bei uns. Und ich genieße es sehr, endlich Hundebesitzerin zu sein.

Auch zu sportlichen Veranstaltungen begleitet Basti uns: Im Mai läuft Harald in Würzburg den Marathon, und Basti und ich feuern ihn an. Im Vergleich zum Vorjahr macht es mir in diesem Jahr viel mehr Spaß, Harald zu begleiten und dabei nur neben der Strecke zu stehen, denn ich habe ja meinen Hund an der Leine und bin nicht mehr allein.

Um Bastis unbändiges Temperament ein bisschen zu zähmen, besuche ich mit ihm die Hundeschule. Zugegebenermaßen macht das mir mehr Spaß als ihm, aber für unser Zusammenleben ist der Unterricht wirklich gut. Basti lernt, sich auf Handzeichen zu setzen, zu legen, bei Fuß zu gehen, stehenzubleiben und zu apportieren. Ich platze fast vor Stolz, wenn in der Hundeschule alles klappt.

Allerdings ist es ziemlich witzig, Bastis Gesichtsausdruck zu sehen, wenn er meinen Befehlen Folge leistet. Er schaut mich an, als wolle er sagen: »Ich mach' das jetzt, weil ich dich gernhabe, aber einen Sinn sehe ich nicht darin!«

Wir sind ein tolles Team. Aber leider haben wir mehr gemeinsam, als uns lieb ist.

Als Basti geimpft werden muss, hört der Tierarzt routinemäßig auch das Herz ab. Ein angespannter Gesichtsausdruck des Veterinärs lässt nichts Gutes ahnen, und ein paar Röntgenbilder machen aus einem ersten Verdacht eine traurige Gewissheit: Basti hat einen Herzfehler. Sein Herz ist zu groß.

Der Arzt teilt mir mit, dass man dieses Problem mit Medikamenten nicht behandeln kann. Basti soll sich lediglich nicht sonderlich anstrengen und belasten.

Mit dieser Diagnose gebe ich mich nicht zufrieden und suche mit Basti eine Tierklinik auf. Dort wird er komplett auf den Kopf gestellt, doch auch da kommen die Ärzte zum selben Resultat. Ich bin verzweifelt, gebe aber auch – wie immer – nicht auf. Basti scheint von alledem nichts mitzubekommen und freut sich seines Lebens.

Weil er sich mit anderen Hunden so gut versteht, schwirrt mir bald ein verrückter Gedanke durch den Kopf: Was wäre, wenn wir für Basti einen vierpfötigen Kumpel suchen würden?

Bei meinen Recherchen in Zeitschriften und im Internet stoße ich auf den vierzehn Wochen alten Matzi, einen Australian Shepherd. Harald und ich machen uns wieder mal auf den Weg zu einem Hund; diesmal führt uns unsere Reise in den Osten, und Basti ist natürlich mit von der Partie.

Als ich Matzi dann zum ersten Mal sehe und in seine himmelblauen Augen blicke, ist es wieder um mich geschehen. Glücklicherweise hat auch Basti nichts gegen den anderen Hund: Die beiden Jungs beschnüffeln sich kurz und scheinen sich ziemlich egal zu sein. Wir haben eigentlich keine Ahnung, was das bedeutet, gehen aber davon aus, dass die beiden wohl irgendwie miteinander klarkommen.

Daher unterschreiben wir einen zweiten Schutzvertrag und Merlin, wie unser neuer Hund ab sofort heißen soll, sitzt kurze Zeit später mit Basti auf dem Rücksitz im Auto in Richtung Göppingen.

Nach einer kurzen Eingewöhnungsphase sind Basti und Merlin unzertrennlich und zerkleinern gemeinsam Toilettenpapier und Holzregale. Basti blüht förmlich auf, auch wenn Merlin ihm beim Spielen mit seinen spitzen Welpenzähnen noch oft kleine Löcher in die Ohren stanzt.

Und mir tun die beiden nur gut. Egal, was mein Herz veranstaltet, die Hunde sind immer da. Sie trösten mich, sie erheitern mein Gemüt, und sie erlauben es mir nie, mich hängenzulassen. Aufstehen und rausgehen – so einfach dieses Bedürfnis der Vierbeiner auch ist, so wichtig ist es für mich, wenn ich mich manchmal am liebsten verkriechen möchte. Hunde lieben bedingungslos, stellen keine Fragen, und ihnen ist es egal, ob ich krank oder gesund, alt oder jung, arm oder reich bin. Hunde sind Balsam für die Seele.

Wartezeit

Gegen Ende des Jahres heißt es, so allmählich Abschied von Ted zu nehmen. Die Kerckhoff-Klinik hat angekündigt, dass ich Mitte des neuen Jahres einen neuen Defibrillator brauche, da Teds Batterie allmählich schwächer wird.

Mir graut bei dem Gedanken an eine weitere Operation und einen weiteren Krankenhausaufenthalt. Und noch nicht einmal meine beiden Hunde schaffen es, mich vom Gedanken an Teds Nachfolger abzulenken.

Für Abwechslung sorgt die Einladung meiner Eltern über Silvester in die Steiermark zu fahren. Sie spendieren uns den Aufenthalt in einer kleinen Pension in einem kleinen Ort. Da meine Mutter dort aufgewachsen ist, komme ich schon seit meiner Kindheit regelmäßig dorthin und kenne mich bestens aus. Es ist herrlich – klare Luft, verschneite Berge, gutes Essen, glückliche Hunde und noch glücklichere Menschen.

Ich kann dort nicht sein, ohne wenigstens einmal auf die Alm gewandert zu sein. Daran können mich auch die Schneemassen nicht hindern. Mühsam bahnen wir vier uns unseren Weg bergauf. Der kleine Merlin versinkt fast komplett im Tiefschnee, und deshalb schultert Harald ihn nach der Hälfte der Strecke. Es zieht Nebel auf, der Wind wird stärker, und wir verlieren die Orientierung. Die Wanderung wird zum echten Abenteuer.

Gerade, als wir darüber diskutieren, ob wir einfach umdrehen und zurückgehen sollen, taucht in der Ferne die heißersehnte Hütte auf. Also doch: Endspurt!

Wir kehren in der Hütte ein, wärmen uns auf und verwöhnen uns mit gutem Essen. Es ist urgemütlich. Ein Stück meiner Kindheit wird sehr lebendig, und auf dem Berg verschwende ich keinen einzigen Gedanken an Ted und seinen Nachfolger. Ich bin einfach frei. Es zählt nur das Jetzt, sonst nichts.

Auf dem Rückweg entschließen wir uns, die breite Forststraße entlangzulaufen, die für Fahrzeuge frei und vom Schnee weitgehend geräumt ist. Hier kommen wir viel schneller und kräftesparender vorwärts – und wieder sicher im Tal an.

Entspannt und mit vielen tollen Erinnerungen im Gepäck kehren wir zurück in den Alltag. Ich nach Göppingen, Harald nach Darmstadt.

Es ist manchmal anstrengend, den Spagat zwischen dem Job, den Hunden und der Fernbeziehung mit Harald zu schaffen. Zum Glück hält wenigstens Ted die Füße still; ich fühle mich körperlich wohl.

Ende Januar treten wir schon die nächste Reise an. Harald hat beruflich beim Biathlon in Ruhpolding zu tun, und ich begleite ihn mit den beiden Hunden. Wir haben eine kleine Ferienwohnung gemietet, außerhalb des Ortes und direkt an einem kleinen See gelegen.

Während dieser Zeit spüre ich eine zunehmende Distanz zwischen Harald und mir. Ich kann sie nicht wirklich greifen, aber sie ist da. Zum ersten Mal bereue ich, dass ich mich auf die Fernbeziehung eingelassen habe. Ein Unbehagen breitet sich in mir aus, und ich habe Angst, Harald zu verlieren. Da kommt Angst zu Angst, denn die Angst vor dem Klinkaufenthalt sitzt auch tief in mir drin. Ich bin überfordert – und das mit den einfachsten Dingen, mit meinem Leben an sich.

Zurück in Göppingen habe ich wieder so viel zu tun mit meinem Job und den Hunden, dass die Angst sich nur in meine Träume schleicht. Schlaflose Nächte machen mich reizbar, und wenn ich mit Harald telefoniere oder ihn am Wochenende sehe, bin ich voller Misstrauen. Ich fühle mich klein, krank, gefangen in mir selbst und reagiere oft völlig überzogen. Da ist Streit vorprogrammiert.

Für unsere Beziehung wird diese Zeit zur Zerreißprobe. Und bald habe ich den schlimmen Verdacht, dass es eine andere Frau in Haralds Leben gibt. Ich spüre, wie Harald sich von mir entfernt. Schleichend und lautlos. Wir sprechen wenig miteinander und geraten oft wegen Nichtigkeiten aneinander.

Im Gegensatz dazu zwitschert er geradezu übertrieben fröhlich bei Telefonaten mit wem auch immer in sein Handy. Außerdem kommt es immer öfter vor, dass ich ihn während der Woche abends nicht erreichen kann oder er am Wochenende nicht zu mir kommen möchte. Zum ersten Mal im Leben bin ich eifersüchtig.

Ich setze große Hoffnung in eine Reise, die Harald und ich mit seiner Mama unternehmen. Ende Mai fahren wir nach Grömitz an der Ostsee.

Noch bevor wir die Ostsee erreichen, gibt Ted in der Nacht ein Lebenszeichen von sich und zeigt mir, dass er geladen ist. Harald nimmt mich weder in den Arm, noch hat er ein liebes Wort für mich übrig. So sitze ich einsam in der dunklen Nacht und hoffe, dass ich irgendwann schlafen kann. Im Morgengrauen bin ich so unterkühlt und müde, dass ich neben Harald auf die Matratze sinke und wegdöse.

Der Norden empfängt uns freundlich. Strahlender Sonnenschein, blühende Rapsfelder, leere Strände und ein tolles Ferienhaus. In dieser Urlaubswoche versuche ich mich als Schauspielerin: Haralds Mama gegenüber gebe ich mich lustig, freundlich und unternehmungslustig und bin auch stets bemüht, zwanglos mit Harald umzugehen. Innerlich jedoch bin ich kurz davor, komplett durchzudrehen. Nachts schleiche ich mich immer weg von Harald, ins Etagenbett, weil ich seine Kälte nicht ertragen kann und jedes Gespräch mit ihm ins Nichts führt.

Am vorletzten Tag der Reise passiert es dann doch: Nervlich am Ende, raste ich komplett aus. Durch eine SMS auf Haralds Handy hat sich mein Verdacht bestätigt, dass er zu einer Laufkollegin mehr Kontakt hat, als er zugibt. Stundenlang renne ich wie eine Verrückte am Strand auf und ab und versuche, mich abzureagieren.

Als ich in das Ferienhaus zurückkehre, bin ich total beherrscht. Ich will mir keine Blöße mehr geben, will nicht klein und schwach erscheinen. Denn so, denke ich, verliere ich ihn endgültig – und das ist eigentlich das Letzte, was ich will.

Als ich wieder zuhause in Göppingen bin, verdränge ich meine Befürchtungen wegen Harald und sammle stattdessen meine Kraft, um die Angst vor dem Aggregatstausch zu überwinden.

Eine meiner Strategien ist, dem neuen Metallfreund schon vorab einen Namen zu geben. Es soll wieder ein Männername mit drei Buchstaben sein. Die Kinder meiner Kollegin bringen mich auf eine Idee: Bob wie Bob der Baumeister. Denn der sagt immer: »Jau, wir schaffen das!« Das passt prima zu dem lebensrettenden Gerät – und zu der ungewissen Lebenslage, in der ich mich gerade befinde.

Bei einer Reise zu den Deutschen Meisterschaften im Vierundzwanzig-Stunden-Lauf in Scharnebeck, zu denen ich Harald begleite, schöpfe ich Hoffnung für unsere Beziehung. Harald ist gut gelaunt, und wir verbringen schöne Tage miteinander. Als wir nach Hause fahren, scheint alles wieder gut zu sein.

Aber dieses Gefühl hält leider nicht lange an. Wenige Tage später habe ich Geburtstag, den ich mit Harald und ein paar Freunden feiern möchte. Doch Harald kommt Stunden später als geplant und nimmt mich bei seinem Eintreffen nur kurz in den Arm, um mir zu gratulieren. Kein Kuss, keine Blume. Der Zauber von Scharnebeck ist komplett verflogen. Ich ringe mit den Tränen, aber lasse mich dann doch wieder oberflächlich von der Ausgelassenheit meiner restlichen Gäste anstecken.

Am nächsten Tag kommt es zum Eklat. Harald ist zwar noch da, verschwindet aber ständig mit dem Handy um die Ecke. Ich bin wütend und verzweifelt und stelle ihn erneut zur Rede.

Er rastet aus, weist alle Vorwürfe von sich und fährt davon.

In den kommenden zwei Wochen bis zur Operation sehen wir uns nicht mehr und beschränken uns auf belanglose Telefongespräche. Jeder lebt in seiner eigenen Welt.

Meine ist erfüllt von Ungewissheit: Wie wird das mit Bob? Wird er genauso zuverlässig arbeiten wie Ted, der seine Arbeit jetzt vier Jahre lang perfekt gemacht hat? Wann werde ich in den Alltag zurückkehren können? Bekomme ich das mit den Hunden dann wieder auf die Reihe? Was wird aus Harald und mir? Gibt es überhaupt noch ein »Wir«?

Tief in mir drin weiß ich, dass Harald nur darauf wartet, dass die Operation endlich vorbei ist, damit er den Schlussstrich unter unsere Beziehung setzen kann. Dass er so »anständig« ist, mich nicht bereits vor der Operation zu verlassen, finde ich erbärmlich. Ich möchte keinen Freund haben, der nur aus Mitleid mit mir zusammen ist. Ich kann das zu diesem Zeitpunkt – entgegen meinem Naturell – jedoch nicht zur Sprache bringen. Ich brauche Energie für Bob, und so dulde ich stillschweigend eine sehr verletzende Wahrheit.

Bob

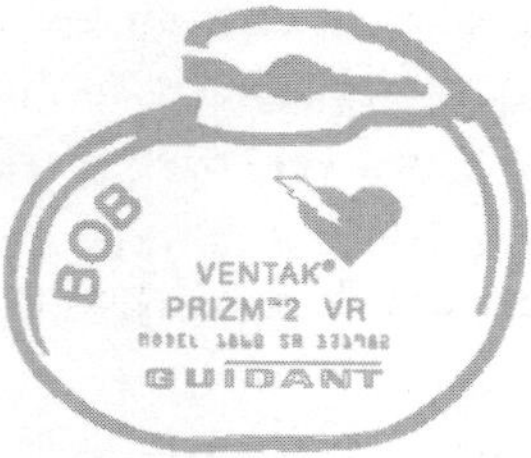

Ein Stück vom Himmel
Ein Platz von Gott
Ein Stuhl im Orbit
Wir sitzen alle in einem Boot

(zitiert aus »Stück vom Himmel«
von Herbert Grönemeyer)

Im freien Fall

Am 2. Juli fährt Harald mich in die Kerckhoff-Klinik nach Bad Nauheim. Er scheint unglaublich erleichtert zu sein, als er meine Taschen im Zimmer abgestellt hat und mich allein zurücklässt. Ich fühle mich leer.

Glücklicherweise habe ich keine Zeit zum Grübeln, denn es stehen noch einige Operationsvorbereitungen an: Blutentnahme, EKG, Ultraschall, Röntgen, Gespräche mit dem Narkosearzt und dem Chirurgen.

Und ich sehe »ihn« zum ersten Mal: Bob. Natürlich nicht den echten Bob, der ab morgen ein Teil von mir sein wird, aber einen Dummy. Er sieht cool aus, finde ich. Nicht so eckig wie Ted, sondern oval, und auch flacher als sein Vorgänger.

Optimistisch blicke ich in den nächsten Tag. Ich habe den ersten Termin im OP erhalten. Das finde ich gut, denn dann kann ich nachmittags schon wieder ein wenig spazieren gehen, auf dem Balkon sitzen und Bob die Welt zeigen.

Als Harald abends noch mal anruft, spüre ich, dass er auf dem Weg zu der anderen Frau ist. Aber ich bin zu verletzt, um zu weinen, und liege fast die ganze Nacht schlaflos in meinem Bett. Stumm und schwer wie ein Stein. Klare Gedanken habe ich keine, ich starre nur leer in die Nacht hinein.

Im Morgengrauen kommt eine Schwester und bringt mir die OP-Kleidung. Ich bin ruhig und gefasst, obwohl ich keine Beruhigungsmedikamente genommen habe.

Zum Mittagessen liege ich bereits wieder im Zimmer –

mit Bob am Herzen und Ted auf dem Nachttisch. Ich bin immer noch ruhig und fühle mich den Umständen entsprechend gut.

Bald geht es mir jedoch schlechter. Offensichtlich hat es in die Wunde eingeblutet. Der Oberarm, die Schulter und der Brustbereich sind stark geschwollen, und ich habe heftige Schmerzen. Es ist so schlimm, dass die Ärzte beschließen, mich noch mal zu operieren. Ich bin bei alledem sehr gefasst, obwohl ich müde und kraftlos bin, keine Energie und noch weniger Kampfgeist habe.

Nach der zweiten Operation geht es mir miserabel. Mir ist übel, und ich muss mich andauernd übergeben. Außerdem leide ich unter Sehstörungen und friere selbst unter meinen drei Bettdecken. Der Körper stülpt die Seele nach außen.

Trotz meiner gesundheitlichen Probleme bemühe ich mich, schnell fit zu werden, denn ich möchte die Klink baldmöglichst verlassen. Ich will zu Harald, will endlich Klarheit. Es ist nahezu unerträglich für mich, in der Klinik gefangen zu sein, während Harald sich anscheinend anderweitig vergnügt.

Obwohl es mir am Montag, fünf Tage nach der Implantation, immer noch nicht wirklich gut geht, flehe ich die Ärzte geradezu an, mich zu entlassen. Und tatsächlich: Schon am Nachmittag verlasse ich die Klinik.

Harald holt mich ab, und wir fahren gemeinsam zu ihm nach Darmstadt. Er hat dort ein schönes Zimmer in einer Wohngemeinschaft mit einem eingebauten Hochbett, das nach den Strapazen der zwei Operationen für mich allerdings nur schwer zu erreichen ist. Haralds Vorschlag, in meine Wohnung nach Göppingen zu fahren, lehne ich jedoch resolut ab. Ich räume hier nicht freiwillig und auch nicht kampflos das Feld.

Aber mein Verbleib in der Wohngemeinschaft bessert die Stimmung in unserer Beziehung nicht. Harald ist genervt und schweigt mich an. Emotional betrachtet ist die Situation kaum zu ertragen. Ich kann nichts essen und fühle mich, als wäre ich ferngesteuert.

Zwei Tage nach meiner Heimkehr lerne ich Bob richtig kennen, als er mir einen lebensrettenden Stromstoß verpasst. Er fühlt sich genauso an wie Ted. Ich bin froh, dass er ebenso zuverlässig seinen Strom verteilt wie sein Vorgänger.

Aufgrund meiner miserablen seelischen und körperlichen Verfassung lasse ich mich erneut stationär im Krankenhaus aufnehmen. Vom dortigen Personal werde ich mal wieder freundlich empfangen.

In der Klinik finde ich ein wenig Ruhe. Ich bekomme Infusionen und jede Menge zu essen, denn ich bin ganz schön abgemagert. Schnell befinde ich mich auf dem Weg der Besserung.

Bereits am kommenden Wochenende fährt Harald beruflich nach Bayern, und ich begleite ihn.

Weil bei ihm ein Termin den anderen jagt, verbringe ich meine Zeit entweder allein im Zimmer oder bei kleinen Spaziergängen. Am liebsten würde ich die Laufschuhe schnüren und vor allem davonlaufen. Aber mein Körper ist noch geschwächt, und die Wunde noch nicht richtig verheilt. Mir selbst überlassen, habe ich endlos viel Zeit zum Grübeln. Zum ersten Mal bin ich ehrlich zu mir selbst und gestehe mir ein, dass Harald die Beziehung mit mir für sich schon abgeschlossen hat. Immer wieder stelle ich mir die Frage, warum ich es nicht schaffe, den Schlussstrich zu ziehen. Aber ich finde keine Antwort.

So bleibt zunächst alles, wie es ist.

Meine Seele ist leer, ich bin wie eine emotionslose Puppe, die einfach nur funktioniert. Auch Bob funktioniert, wie er mir beweist. Zum ersten Mal wünsche ich mir für einen Augenblick, dass er keinen Strom abgegeben hätte.

Die weiteren Wochen sind geprägt von Streitereien und Versuchen, Klarheit in unsere Beziehung zu bringen. Harald und ich fahren gemeinsam weg, aber diese Unternehmungen enden meist im Desaster. Wir finden einfach nicht mehr zueinander.

Dann gibt Harald endlich zu, in seine Laufkollegin verliebt gewesen zu sein, schwört aber, dass zwischen ihnen außer einem In-den-Arm-Nehmen nichts gelaufen sei. Mir bleibt die Luft weg.

Und es kommt noch schlimmer: Ich bemerke, dass es zwischen den beiden immer noch nicht aus ist. Wieder stelle ich Harald zur Rede. Diesmal gesteht er: Er betrügt mich, hat seit einem halben Jahr eine zweite Beziehung in Darmstadt.

Ich renne raus, in die Nacht, irre umher, planlos, ziellos. Es ist schwer, klare Gedanken zu fassen. Doch eines weiß ich: Ich werde um ihn kämpfen.

Harald jedoch weiß nicht, was er will – und das sagt er mir auch. Trotzdem bleibe ich optimistisch.

Aber auch mein Optimismus hilft mir nicht weiter: Harald macht bald endgültig Schluss mit mir. Meine Seele erfriert.

Wir vereinbaren, uns noch ein letztes Mal zu treffen.

Als Harald an meiner Tür klingelt und wir uns begegnen, steht eine unsichtbare Wand zwischen uns. Wir wissen kaum, was wir noch sagen sollen, und Harald ist froh, dass er noch einen Kasten Wasser holen kann, den er mitgebracht hat.

Beim Hochtragen stolpert er, ein paar Flaschen gehen zu Bruch, und Harald schneidet sich an der Hand. Ich nehme seine Hand, um sie in ein Taschentuch einzuwickeln – und in dem Moment fließt ein Strom.

Kein Strom von Bob, sondern eher eine unsichtbare Verbindung zwischen Harald und mir. Ein magischer Moment. Wir stehen uns gegenüber, mitten in den Scherben, halten uns an der Hand und wissen: Wir gehören zusammen.

Die Schmetterlinge fliegen – mehr als je zuvor.

Mein neu erwachtes Verliebtsein kann jedoch nicht darüber hinwegtäuschen, dass es mir gesundheitlich mäßig geht: Ich habe immer noch starke Schmerzen im Schulterbereich, und Bob gibt viele Stromstöße ab.

Meine Ärzte kommen zu der Erkenntnis, dass Bob nicht optimal liegt. Sie gehen davon aus, dass er Nerven einklemmt und dadurch Schmerzen verursacht. Wir entscheiden gemeinsam, dass wir zunächst noch etwas abwarten und schauen, wie sich mein Gesundheitszustand verbessert. Denn eine weitere Operation wäre für mich ein Albtraum.

Bob lässt mich allerdings nicht in Ruhe. Jedes Mal, wenn ich optimistisch in die Zukunft sehe, wirft er mich zurück. Und mit jeder Schockabgabe falle ich tiefer.

Hinzu kommt, dass mein Körper von den Operationen und den Schockabgaben sehr geschwächt ist. Ich habe in drei Monaten fünfzehn Kilogramm an Gewicht verloren – und das hätte ich ganz sicher nicht nötig gehabt. Dadurch, dass ich seit frühester Kindheit immer viel Sport gemacht habe, hatte ich noch nie mit Übergewicht zu kämpfen. Momentan kämpfe ich eher damit, nicht völlig abzumagern. Ich fühle mich schwach. Und das, obwohl ich Harald an meiner Seite habe – und natürlich auch Basti und Merlin.

Aber es ist in diesem Jahr wohl zu viel passiert, das einen Schatten auf meine Seele wirft. Ich sitze in einem Tal und weiß nicht, wie ich mich befreien kann. Dabei sind meine Ansprüche noch nicht einmal hoch: Ich möchte ein normales Leben führen, mit Harald, den Hunden, meinem Job und meinem Sport.

Mein Kampfgeist wird wach.

Am 13. und 14. September gehe ich mit Harald beim Vierundzwanzig-Stunden-Lauf in Bobingen auf die Strecke. Das ist total verrückt, und das weiß ich. Aber ich hoffe, mithilfe des Wettkampfs einen Ausweg aus meinem Tal zu finden.

Harald dreht Runde um Runde, während ich fast nur spaziere. Immerhin, ich bewege mich vorwärts. Darum geht es. Weitergehen, egal, wie viele Steine im Weg liegen.

Nachts mache ich viele Pausen, wärme mich im Massagezelt auf und lausche der Musik einer Harfenistin, die im Kerzenschein fast engelsgleich erscheint.

Dann drehe ich im Morgengrauen wieder Runde um Runde. Die Sonne zeigt sich und wärmt mich auf. Ich spaziere weiter und habe das Gefühl, dass ich mit jedem Schritt vorwärtskomme. Ich fühle mich frei.

Als die vierundzwanzig Stunden vorbei sind, habe ich knapp über sechsundachtzig Kilometer geschafft. Das ist zwar keine sportliche Meisterleistung, aber das ist auch egal. Und es gibt sogar noch eine kleine Überraschung: Jede Frau, die vierundzwanzig Stunden durchgehalten hat, erhält einen kleinen Pokal und eine Urkunde.

Es sind oft die Kleinigkeiten, die einen Tag erhellen. In meinem Fall ist es ein kitschiger rot-goldender Pokal.

In den kommenden Wochen verbringe ich immer wieder Zeit in der Klinik, weil die Schmerzen nicht besser werden. Die Ärzte überlegen, was sie tun können, um eine weitere Operation zu verhindern. Wir probieren Krankengymnastik, Massagen, Akupunktur und Schmerzmittel aus. Aber es ändert sich nicht viel.

Bob sitzt einfach nicht an der richtigen Stelle, und den Ärzten bleibt nichts anderes übrig, als ihn zu verschieben. Der Termin für die Operation wird schnell festgesetzt: Es ist der 17. Dezember. Einerseits graut mir vor diesem Tag, andererseits habe ich die große Hoffnung, dass die Schmerzen danach weg sind und ich endlich wieder in den Arbeitsalltag zurückkehren kann.

Um den Kopf freizukriegen und meine zerrütteten Nerven zu entspannen, fahren Harald und ich eine Woche an die Nordsee. Wir haben ein kleines, sehr gemütliches Ferienhaus gemietet, das Wetter ist toll, und wir machen viele Spaziergänge an menschenleeren Stränden. Die Hunde toben, plantschen und buddeln nach Herzenslust. Ich genieße den Blick in die endlose Weite des Meeres.

Bob jedoch kann sich selbst im Urlaub nicht entspannen. Als er mir erneut einen Stromstoß schickt, ist meine Urlaubsstimmung dahin. Die Entspannung wird zur Anspannung. Ich frage mich, ob der Tod je aufhört, mich so hartnäckig zu jagen.

Auch die Adventszeit ist in diesem Jahr für mich nicht geprägt von idyllischen Stunden mit Kerzenschein, Lebkuchen und Glühwein, sondern vielmehr trägt mich die Anspannung durch die Tage der Wartezeit. Ich will die Operation einfach nur hinter mich bringen, um danach Weihnachten zu feiern.

Als ich am 16. Dezember mit Harald in der Klinik eintreffe, bin ich froh, dass das Warten ein Ende hat. Ich bin fast schon gut gelaunt. Harald sitzt noch lange bei mir, und wir reden, freuen uns gemeinsam auf Weihnachten und hoffen, dass die Operation meinen Schmerzen ein Ende bereitet.

Die Operation an sich verläuft gut, aber danach geht es mir schlecht. Meine Blutwerte sind im Keller, und ich muss mich zwei Tage lang ständig übergeben. Mein Körper wehrt sich gegen diese dritte Operation innerhalb eines Jahres.

Obwohl die Wunde wieder eingeblutet hat und ich mich schwach fühle, darf ich am Heiligen Abend die Klinik verlassen. Zum Glück.

Harald, Basti, Merlin und ich fahren nach meiner Entlassung direkt zu Haralds Mama, um gemeinsam mit ihr Weihnachten zu feiern. Es ist schön, an einem toll gedeckten Tisch vor einem liebevoll geschmückten Weihnachtsbaum zu sitzen und das Flackern der Kerzen zu beobachten. Auch wenn die Wunde schmerzt und ich kaum etwas essen kann, weil mein Magen immer noch rebelliert, ist es doch ein schönes Weihnachtsfest. Ich lebe, und ich bin mit Harald zusammen.

Dem neuen Jahr fiebere ich ganz besonders entgegen, denn ich bin froh, wenn das Jahr 2003 vorbei ist. Es war das bisher schlechteste Jahr meines Lebens, und ich würde es liebend gerne komplett aus meinen Erinnerungen streichen. Aber diese Möglichkeit habe ich leider nicht.

Kerckhoff-Klinik – das zweite Zuhause

Wenn das Jahr 2004 unter einem Motto steht, dann ist es das Folgende: Kerckhoff-Klinik. Es gibt keinen Monat, in dem ich nicht dort bin.

Im Januar ziehe ich aus meiner Wohnung in Göppingen aus und bei Harald und den beiden Hunden in eine kleine Wohnung in Darmstadt ein. Das hat vor allem gesundheitliche Gründe: Ich bin weder in der Lage, an meinen Arbeitsplatz zurückzukehren, noch, die Hunde alleine zu versorgen. Ich fühle mich furchtbar ausgegrenzt, so ohne geregelten Tagesablauf. An Sport ist gar nicht erst zu denken. Überhaupt ist an nichts zu denken, was mich an ein ganz normales Leben erinnert.

Bob gibt keine Ruhe. Er arbeitet – präzise und zuverlässig und lebensrettend.

In der Kerckhoff-Klinik gehöre ich zwischenzeitlich zum Inventar. Dort fühle ich mich wohl und gut aufgehoben. In der Klinik ist es nicht wichtig, dass mein Antrag auf Frührente läuft und dass ich einen Behindertenausweis in der Tasche habe. Ich bin einfach nur Mensch. Manchmal schwach und klein, von der Angst vor dem Sensenmann geschüttelt, von Existenzängsten zermürbt. Manchmal stark und groß – und froh, dass Bob als Wunderwaffe gegen den Tod so gute Arbeit leistet und ich immer wieder aufs Neue dem Leben begegnen kann.

Die Ärzte der Klinik haben immer neue Ideen und testen viele Medikamente, um mir zu helfen, Strom zu sparen. Die Medikamente können allerdings viele Nebenwirkungen hervorrufen. Aber ich bin bereit, alles zu versuchen und gemeinsam mit den Ärzten nach einem Mittel zu suchen, das meine gesundheitliche Situation verbessert. Mein Leidensdruck ist enorm groß. Ich will zurück in mein normales Leben. Ich will nicht weiter abstürzen.

Unsere Testreihe an Medikamenten bleibt jedoch erfolglos. Das Herz findet weiterhin keinen Rhythmus, der mein Leben verbessert.

Dennoch verliere ich nie komplett den Mut und die Hoffnung – und schon gar nicht den Humor.

So kann ich doch sehr darüber schmunzeln, als eines der Medikamente mir nachts tanzende Schlümpfe mit roten Mützen auf meine Bettdecke zaubert. Ich weiß, dass sie nicht real sind, und trotzdem kann ich so oft blinzeln, wie ich will: Die hüpfenden Blaugesichter bleiben da. Zumindest für ein paar Minuten.

Damit ist der Gipfel des Eisbergs an Nebenwirkungen erreicht, und die Ärzte und ich gönnen uns eine Pause.

Ich verlasse die Klinik. In meinem Gepäck befinden sich keine Medikamente und auch kein einziger Schlumpf.

Neue Pfade

Da ich fast mehr Zeit in der Klinik als zu Hause verbringe, kommen Basti und Merlin viel zu kurz. Ich bin verzweifelt, denn ich will die Hunde auf keinen Fall abgeben.

Die Lösung des Problems sind Frauke, die Hundetrainerin, und Kirstin, die Tierheimleiterin.

Frauke ist eine angenehme Person mit einem sehr trockenen Humor. Von ihrer ruhigen Art kann ich als Hektikerin nur profitieren. Sie tut mir gut.

Ich genieße die Hundetrainerstunden, genau wie Merlin. Er bekommt von Frauke eine Beschäftigungstherapie in Form von Futter- und Fährtensuche verordnet. Damit ist sein Kopf ausgelastet, und die Tapeten bleiben zukünftig, wo sie sind. Basti ist von dem ganzen Training jedoch wenig begeistert, denn er ist und bleibt ein Sturkopf.

Wenn ich in der Klinik bin, finden meine beiden Hunde bei Kirstin im Tierheim übergangsweise ein Zuhause. Im Gegenzug mache ich mich dort ein wenig nützlich, da an allen Ecken und Enden helfende Hände fehlen. So helfe ich bei der Aktualisierung der Homepage, beim Saubermachen der Hunde- und Katzenzimmer und Kleintiergehege, und manchmal sitze ich einfach nur irgendwo und streichle ein verwirrtes, ängstliches Tier.

Kirstin ist ein chaotischer Wirbelwind mit tollen Ideen und einem unglaublichen Gespür für Hunde. Es macht Spaß, mit ihr zu arbeiten, und ich lerne viel über Hunde,

Katzen, Kleintiere, Esel und alle möglichen Findelkinder, die im Tierheim landen.

Zudem ist Kirstin einer der ganz wenigen Menschen, die keine Berührungsängste mit den Themen Tod, Sterben und Krankheit haben. Auch das tut mir gut, denn ich kann mich ganz normal mit ihr über meine Probleme, Sorgen und Nöte unterhalten. Abseits des Tierheimalltags finden wir immer wieder Zeit, miteinander auf einer Wiese zu sitzen, den Hunden beim ausgelassenen Spiel zuzusehen und über das Leben zu sinnieren.

Es tut gut, etwas Neues zu lernen und es dann auch gleich in die Tat umzusetzen. Die Arbeit ist wie eine kleine Oase – trotz des ganzen Elends und Leids, das ich sehe – und ein Lichtblick an meinem Horizont. Ich erlebe viele Momente, in denen ich den Tod im Nacken nicht spüre, und das ist schön. Es ist eine sinnvolle, gute Arbeit, die mir ein kleines Stückchen Selbstwertgefühl zurückgibt. Wertlos fühle ich mich oft genug, wenn ich so viel Strom von Bob abbekomme, dass ich quasi bewegungsunfähig bin. Im Tierheim aber kann ich einfach nur ich selbst sein und werde nicht als Sozialschmarotzerin, deren Leben am seidenen Faden hängt, abgestempelt. Es ist nicht wichtig, ob ich viel oder wenig Geld habe, welche Kleider ich trage oder ob ich krank bin. Berührungsängste mit Lebewesen, die krank oder anders sind, die scheinbar nicht dazugehören, sind dort einfach fehl am Platze. Ich bin eine Frau, die ihre Hilfe zur Verfügung stellt.

Merlin und Basti fühlen sich im Tierheim recht wohl, finden neue Hundefreunde und toben auf der großen Spielwiese. Das beruhigt mich, und ich kann, wenn es wieder einmal sein muss, in die Klinik gehen, ohne mir Sorgen zu machen, weil ich weiß, dass die Vierbeiner gut untergebracht sind und Harald sich nicht neben seiner Arbeit auch noch ausgiebig um die Hunde kümmern muss.

Leider lernt Merlin auch, über hohe Zäune zu klettern. Bei einem seiner »Ausflüge« landet er bei einer läufigen Hündin, und diese wird trächtig.

Etwa zwei Monate später erblicken sechs süße Hundekinder das Licht der Welt. Es sind zwei Hündinnen und vier Rüden. Ich bin fasziniert und verbringe viel Zeit bei der Hundemama und ihren Welpen. Es fühlt sich ein bisschen an, als sei ich Oma geworden. Ich möchte gerne einen der Kleinen behalten. Harald brauche ich glücklicherweise nicht lange zu überreden. Wir behalten den Schwächsten und Buntesten, der einen großen weißen Fleck im Nacken hat: Pickwick.

Als Pickwick zu uns kommt, bin ich gerade mal wieder überfordert, denn Bob nimmt keine Rücksicht auf Veränderungen in meinem Leben.

Durch meine Hunde habe ich jedoch eine Aufgabe, einen Grund, noch mehr auf der Flucht zu sein vor dem Sterben. Wenn etwas passiert, das mich zu Boden zieht, lässt mich der Gedanke an die drei immer wieder aufstehen und weitergehen.

Doch unser kleines Familienidyll bekommt schon im November 2004 Risse. Das Leben nimmt wieder einmal einen anderen Kurs, als ich geplant habe. Merlin entwickelt sich zum Beißer.

Ich gehe mit Basti, Merlin und Pickwick die Treppe in unserem Mehrfamilienhaus hinunter, um mit ihnen eine Runde an der frischen Luft zu drehen. Ein Nachbar kommt um die Ecke – ein großer, unfreundlicher Mann, der stark nach Alkohol riecht. Ohne dass ich Zeit gehabt hätte zu reagieren, reißt Merlin sich los, springt an dem Mann hoch und beißt ihn in die Brust. Der Pullover ist zerfetzt. Hund und Mann sind kaum zu bändigen. Ich rase mit den Hunden die Treppe wieder hoch, zurück in die Wohnung. Dort setze ich mich in einer Art Schockstarre auf den Boden und schaue in Merlins tiefblaue und völlig leere Augen, während Pickwick neben mir auf den Teppich pinkelt.

Das Erlebnis hinterlässt Spuren. Ich bin mir sicher, dass mit Merlin irgendetwas nicht stimmt. Er beißt nicht aus übertriebenem Schutzinstinkt – und schon gar nicht grundlos. Eine Odyssee beginnt. Mit im Boot ist Christian, der Tierarzt vom Tierheim. Christian spricht nicht viel, aber was er sagt, macht Sinn. Und er hat einen Draht zu seinen Patienten – vor allem zu Merlin, der geradezu zu ihm aufblickt.

Während Merlin von Tierklinik zu Tierklinik reist, schockt Bob munter weiter. Meine Kräfte schwinden, und ich kann überhaupt nicht mehr schlafen.

Und damit nicht genug: Wieder mal steht ein Umzug an. Harald und ich ziehen in eine größere Wohnung im nur wenige Kilometer entfernten Griesheim. Das Haus, in dem sich unsere neue Wohnung befindet, steht nahe den Feldern und ist damit optimal für die Hunde. Allerdings sind Umzüge auch mit viel Arbeit verbunden. Wir wollen noch vor dem Weihnachtsfest im neuen Zuhause sein.

Und wir schaffen es tatsächlich: Eine Woche vor Weihnachten sitzen wir im neuen Heim. Auch wenn Harald und ich total platt von dem ganzen Stress sind, sind wir glücklich.

Bob erledigt derweil eifrig seine Arbeit. Er geht mir total auf und an die Nerven. Ich möchte Ruhe finden, will Kraft haben für mein Leben, will zurück an meinen Arbeitsplatz, will Energie für die Hunde haben und will endlich wieder laufen. Doch die Energie, die Bob abgibt, lässt mich leer zurück. Es ist, als ob er mit jedem Stromstoß Kraft aus mir raussaugt.

Merlin macht mir weiterhin Sorgen. Er ist zeitweise völlig abwesend und scheint nicht mehr der Hund zu sein, der er vor ein paar Monaten noch war. Seine Sensibilität meiner Krankheit gegenüber bleibt jedoch erhalten.

Kurz bevor Bob aktiv wird, bellt Merlin. Anfangs denke ich, es ist Zufall, aber irgendwann ist es nicht mehr zu leugnen: Er hat in dieser Sache den siebten Sinn.

Merlin und ich haben eine ganz besondere Verbindung, die sich nicht in Worte fassen lässt. Umso schlimmer ist es, dass ich sehe, wie er sich immer mehr in sich zurückzieht und den Spaß am Leben zu verlieren scheint. Selbst Fraukes Hundetraining scheint ihm nicht zu helfen. Im Gegenteil: Eines Tages beobachte ich, dass er seinen Kopf wie in Trance immer wieder vor die Wand schlägt. Es ist ein furchtbarer Anblick, der mir kalte Schauer über den Rücken jagt.

Meine Kräfte lassen immer mehr nach. Ich will weg, weg von allem. Also schnüre ich die Laufschuhe und beginne wieder mit dem Training. Langsam und nur kleine Einheiten, aber ich laufe. Ich habe das Gefühl, mit jedem Schritt ein Stück Ballast loszuwerden. Langsam kehrt wieder etwas Energie zurück.

Diese Energie nutze ich und fahre mit Harald nach Bad Lippspringe. Dort findet – ausgerechnet an meinem vierzigsten Geburtstag – ein Vierundzwanzig-Stunden-Lauf statt. »Run for Help«. Laufend Gutes tun. Für jeden gelaufenen Kilometer werden zwanzig Cent für kranke Kinder gespendet. Das ist wirklich ein guter Grund zum Sporteln.

Der Lauf startet um dreizehn Uhr auf einem nur 620 Meter langen Rundkurs. Ich bewege mich vierundzwanzig Stunden im Kreis. Harald dagegen nimmt sich eine sechsstündige Auszeit, denn er will am darauffolgenden Wochenende bei den Deutschen Meisterschaften im Vierundzwanzig-Stunden-Lauf in Reichenbach an den Start gehen. Für ihn ist der heutige Wettkampf lediglich ein Aufwärmen.

Wir haben unglaublich viel Glück mit dem Wetter, und auch die Stimmung ist bestens. Tagsüber drehen Schulklassen und sogar ganze Kindergartengruppen mitsamt ihren Erzieherinnen ihre Runden für den guten Zweck. Nachts bin ich streckenweise sehr einsam unterwegs, aber die Strecke ist mit endlos vielen Teelichtern illuminiert. Ich tauche ein in die kleinen Flammen, in die Dunkelheit und in eine Nacht, die keinen Platz für Probleme lässt.

Nach 104 Kilometern bin ich vierundzwanzig Stunden später im Ziel. Hand in Hand mit Harald.

Obwohl mein Geburtstag ja nun schon vorbei ist, fahren Harald und ich in ein schönes Hotel und feiern noch ein wenig mit Sekt, Kuchen, Geschenken und guter Laune.

Als wir wieder zu Hause sind, bin ich voller Tatendrang. Ich bin in jeder Hinsicht optimistisch.

Doch schon bald wartet der nächste Schlag auf mich: Merlin hat wieder einmal gebissen. Diesmal eine Praktikantin des Tierheims – und zwar so schlimm, dass sie im Krankenhaus genäht werden muss.

In dem Moment weiß ich, dass Merlin den Kampf verlieren wird. Den Kampf, den ich nur zu gut kenne: gegen den Mann in Schwarz, den Tod.

Ich versuche alles, um meinen Hund zu retten. Ich rede und rede und rede: mit Frauke und Kirstin, mit Harald und Christian, dem Tierarzt. Ich lasse Merlin wieder und wieder untersuchen, seine Blutwerte überprüfen, sein Gehirn röntgen, gebe ihm Medikamente. Doch nichts von alledem hilft oder gibt einen Hinweis darauf, was mit Merlin los sein könnte.

Letztlich läuft alles auf eine Frage hinaus: Muss Merlin gehen oder nicht? Eine aus ethischen Gründen nicht leicht zu beantwortende Frage. Aber ich persönlich wünsche mir ja auch einen schnellen Tod, ohne lange Qual. Merlin soll diese Möglichkeit auch haben. Doch ich kann noch nicht loslassen. Mein Hirn arbeitet rund um die Uhr auf Hochtouren, meine Seele blutet. Es ist meine subjektive Empfindung, dass der Hund leidet, aber ist es wirklich so? Ich denke darüber nach, wie es wohl den Menschen um mich herum geht, die mich da liegen sehen, wenn das Leben aus mir herausgesogen wird, mit offenen Augen, in denen kein Lebenszeichen mehr ist. Ich denke, sie würden mich auch nicht einfach so dem Tod überlassen.

Verstand arbeitet gegen Emotion. Meine Gedanken ziehen weite Kreise, und um diese zu sortieren, schnüre ich wieder die Laufschuhe und drehe kleine Runden

Merlins Zustand verschlechtert sich zusehends. Er verliert Urin, lahmt, erbricht fast täglich, frisst kaum noch etwas, ist lustlos und in sich zurückgezogen. Es ist, als ob er in einem Glaskasten sitzt, abgeschirmt von der Außenwelt, komplett sich selbst überlassen.

Das ist schrecklich – nicht nur für ihn, sondern auch für mich, weil ich total hilflos bin. Ich wünsche mir, er könnte sprechen und mir sagen, ob und was ihm wehtut. Aber manche Wünsche bleiben unerfüllt.

Am 11. November 2005 gebe ich auf. Um kurz nach elf Uhr kommt Christian zu mir in die Wohnung. Wir reden nicht. Merlin liegt ruhig da, ein Häufchen Elend.

In diesem Moment weiß ich, es ist richtig, ihn gehen zu lassen. Dorthin, wo seine Seele Freiheit findet, wo er nicht in einem geschundenen Körper steckt, wo es keinen Schmerz gibt. Der Tod macht mir selten Angst, dazu begegnet er mir zu oft. Aber ich hasse ihn in diesem Moment noch mehr als sonst, weil er sich das nimmt, was ich liebe. Rücksichtslos und unerbittlich.

Es dauert fast eine Stunde, bis Merlin aufhört zu atmen. Christian hat ihm zwar eine hohe Medikamentendosis verabreicht, aber Merlin bäumt sich immer wieder auf. Es ist grauenhaft. Doch ich bin ganz ruhig, rede ihm gut zu, bin für ihn da. Ich möchte, dass Merlin sanft einschlafen kann.

Das tut er schließlich.

Seinen Körper bringen Harald und ich kurzzeitig in die Tierklinik, weil wir sein Gehirn obduzieren lassen wollen. Das mag sich total verrückt anhören, aber ich will unbedingt den Grund für Merlins völligen Verfall kennen.

Auf einer Schafwiese im Odenwald, die unserem Tierarzt Christian gehört, schaufeln Harald und ich ein Grab für Merlin. Dort findet er hoffentlich die ersehnte Ruhe, die er in den letzten Monaten seines Lebens nicht mehr finden konnte.

Knapp zwei Monate später erhalte ich ein Fax aus der Neuropathologie der Tierklinik. Schwarz auf weiß steht darauf: Merlin litt an einer äußerst seltenen Stoffwechselerkrankung, die zu immensen Hirnblutungen führt. Er muss starke Schmerzen gehabt haben, war teilweise völlig orientierungslos und hatte diverse Ausfälle am Bewegungsapparat oder an den Sinnesorganen, je nachdem, wo gerade ein Gefäß platzte. Sein Hirn war zum Zeitpunkt des Todes zerstört.

Auch wenn diese Vorstellung ganz fürchterlich ist, kann ich mich ab dieser Minute von meinen Schuldgefühlen, die mich seit Merlins Tod geplagt haben, befreien. Letztendlich haben wir richtig entschieden. Wir haben Merlin nicht getötet, sondern ihn erlöst. Auch wenn der Verlust über ihn immer noch schmerzt, so kann ich doch wieder frei atmen.

Familienstaffel

Mit meinem Paps und Harald möchte ich im August 2006 beim Ostseeman an einer Staffel im Langdistanztriathlon teilnehmen. Ich werde schwimmen, mein Paps wird radeln und Harald laufen.

Gemeinsam mit Ralf stelle ich einen Trainingsplan auf. Die Bewegung macht mir Spaß, nicht zuletzt auch, weil ich mit Ralf zum ersten Mal einen professionellen Trainer an meiner Seite habe. Das macht bei dem elektrischen Chaos an meinem Herzen auch absolut Sinn. Es wäre fatal, einfach so draufloszusporteln, und die Ärzte hätten ohne diese Betreuung auch keine Zustimmung zu meinem Unternehmen Familienstaffel gegeben.

Der Trainingsplan wird jedoch ziemlich schnell wieder über den Haufen geworfen. Der Grund dafür ist nicht Bob, sondern Blue.

Blue ist eine zweijährige Hündin, die die ersten zwei Jahre ihres Lebens an einer Kette in einem Hinterhof verbracht hat. Eigentlich wollten Harald und ich keinen weiteren Hund mehr, aber manchmal ist es einfach, wie es ist. Blue macht aus dem Hundeduo wieder ein Trio. Abgesehen von ihrer lautstarken Bellerei ist Blue ein Schatz. Sie bleibt ohne Probleme mit den beiden Jungs allein zu Hause, während ich mein Training absolviere.

Anfang Mai erhalten Harald und ich eine schlechte Nachricht von unseren Vermietern: Sie kündigen uns wegen Eigenbedarf, und wir müssen die Wohnung so schnell wie möglich räumen. Das kommt sehr plötzlich, denn wir wohnen gerade erst mal ein Jahr in dieser Wohnung.

Eine Wohnungssuche mit drei großen Hunden ist keine einfache Aufgabe. Zudem hätten wir gerne einen Garten, und ich möchte wieder in Darmstadt wohnen. Da ich wegen meiner Krankheit kein Auto fahre, wäre es für mich äußerst praktisch, in der Stadt an alle öffentlichen Verkehrsmittel und Einkaufsmöglichkeiten angebunden zu sein. Das erhielte mir meine Selbstständigkeit und gäbe mir mehr Freiheiten.

Wir haben Riesenglück und finden innerhalb kürzester Zeit eine Traumwohnung. Altbau, frisch renoviert, mit eigenem kleinem Garten, der von einer alten Backsteinmauer, an der Efeu und Rosensträucher ranken, umsäumt ist. Eine riesige alte Linde spendet Schatten und beherbergt Eichhörnchen und Vogelnester. Der Vermieter hat keine Probleme mit unseren drei Hunden, und zudem ist der Mietpreis für Darmstädter Verhältnisse erschwinglich.

Ein weiterer Vorteil dieser Wohnung ist, dass meine Freundin Nele nur ein paar Straßen weiter wohnt. Wir haben uns im Tierheim kennengelernt, als ich ihr ein Kaninchen vermittelt habe. Auch nach der Vermittlung tauchte Nele immer wieder im Tierheim auf, um Leckereien für die Kleintiere vorbeizubringen, sich ein wenig um die Tiere zu kümmern und um sich mit mir über Langohren und andere Nager auszutauschen. Ich kenne niemanden, der mit so viel Begeisterung, Ausdauer und Glanz in den Augen Pelznasen knuddelt. Und mit der Zeit hat sich nicht nur zwischen den Tieren und ihr, sondern auch zwischen uns eine gute Freundschaft entwickelt.

In einer Hauruckaktion schaffen Harald und ich es mit Hilfe zahlreicher Freunde, in nur einer Woche die alte Wohnung zu räumen, umzuziehen und die neue Wohnung bis ins Detail einzurichten. Harald und ich sind uns einig: Dort ziehen wir freiwillig nicht wieder aus.

Direkt nach dem Umzug bietet sich für mich die Möglichkeit, mit einem Freund nach Wien zum Frauenlauf zu reisen. Es wird eine anstrengende, aber schöne Reise. Besonders toll ist, dass ich am Zehn-Kilometer-Lauf teilnehme und die magische Ein-Stunden-Marke knacke. In einer Zeit von neunundfünfzig Minuten und siebenundzwanzig Sekunden erreiche ich bei herrlichem Sonnenschein im Prater das Ziel. Die Endorphine tanzen Tango.

An meinem Geburtstag starte ich mit Harald bei einem kleinen Waldlauf über fünf Kilometer im nahegelegenen Taunus. Ich bin glücklich und zufrieden, als ich im Ziel ankomme. Danach feiern Harald und ich bei einem leckeren Essen und einem Gläschen Sekt ein wenig meinen Ehrentag.

Viel Zeit zum Feiern bleibt mir jedoch nicht, denn bereits am nächsten Morgen fahre ich mit meiner Freundin Tina im Wohnwagen in Richtung Titisee. Wir campen auf einem schönen Platz, der direkt an einem See gelegen ist, und verbringen dort eine wunderschöne Woche.

Meinen Trainingsplan von Ralf habe ich auch im Gepäck. Ich laufe durch die Wälder der Umgebung und unternehme Wanderungen mit Tina. Außerdem schwimme ich in offenem Gewässer. Das ist sicher nützlich, denn schließlich soll ich im August fast vier Kilometer im Meer schwimmen. Das macht mir ziemliche Angst. Wenn Bob im Wasser einen Stromstoß abgeben müsste, wäre das nicht gut. Aus diesem Grund habe ich, immer wenn ich schwimme, die Furcht zu ertrinken. Aber ich habe die Erfahrung gemacht: Tu, was du fürchtest, und die Furcht stirbt.

Abends sitzen Tina und ich gemütlich bei Kerzenschein am Grill vor dem Wohnwagen und genießen den Blick auf den See. Der Himmel ist meist sternenklar.

Zurück in der schönen neuen Wohnung in Darmstadt gilt meine Aufmerksamkeit weiter dem Trainingsplan, denn der Ostseeman rückt näher.

Bob scheint dieses Unternehmen zu unterstützen, denn – kaum zu glauben, aber wahr – er bleibt die ganze Zeit über einfach ruhig. Sowohl körperlich als auch mental geht es bergauf mit mir. Die vielen Reanimationen der letzten Jahre erscheinen manchmal wie Hirngespinste. Nur nachts, wenn das Herz aus dem Rhythmus gerät, lauert manchmal die dunkle Gestalt auf meiner Bettkante. Doch mein Herz findet selbst in einen vernünftigen Rhythmus zurück – ohne Bobs Hilfe. Dies, da sind sich die Ärzte einig, verdanke ich meinem jahrelangen kontrollierten Ausdauertraining.

Während mir beim Training bald Flossen wachsen und ich mich wie eine Nixe fühle, spult mein Paps eifrig Trainingskilometer auf dem Fahrrad ab. Schließlich liegt vor ihm die längste Strecke beim bevorstehenden Staffeltriathlon. 180 Kilometer sind für einen über Siebzigjährigen sicher nicht nur ein Highlight, sondern auch eine besondere Herausforderung.

Was Herausforderungen angeht, sind Vater und Tochter sich allerdings sehr ähnlich. Wir verfolgen unsere Ziele ehrgeizig und mit Plan.

Doch ich durchkreuze meine Pläne manchmal selbst. Mitte Juli bin ich spontaner als spontan. Während Harald auf Geschäftsreise ist und die Hunde in der Hundepension untergebracht sind, steige ich nachmittags in einen Zug nach Marburg, um dort am Abend einen Halbmarathon zu laufen.

Das steht nicht auf meinem Trainingsplan, und es ist mir auch völlig egal, ob es passt oder nicht – ich folge einfach der Lust, mich zu bewegen.

Es ist ein herrlicher Lauf, hinein in die Dunkelheit, durchs

Grüne, mit freundlichen Menschen an den Verpflegungsstellen und mit Gedanken, die frei sind. Ich genieße jeden Kilometer. Dadurch erreiche ich das Ziel zwar nicht schnell, doch das macht mir nichts aus.

Als ich später am Bahnhof in Marburg sitze und auf meinen Zug warte, fühle ich mich glücklich und zwanglos. Würde mich in diesem Moment jemand fragen, wer Bob sei, ich sähe ihn wahrscheinlich an wie ein Fragezeichen. Manchmal tut es gut zu vergessen.

Ich schaue in den sternenklaren Himmel und fange an zu träumen. Vom Ironman-Triathlon. Davon, einmal im Leben einen solchen Wettkampf zu finishen. In dem Moment fällt die größte Sternschnuppe, die ich je in meinem Leben gesehen habe, quer über den Sommerhimmel. Eine Sternschnuppe, die mir den Weg weist?

Als ich nachts zu Hause ankomme, setze ich mich an den Computer und bin mutig. Ich melde mich für das kommende Jahr für den Ironman-Triathlon in Kärnten an. Ich bin so aufgeregt, als solle ich schon morgen am Start stehen. Natürlich kommen mir auch bald die Zweifel. Aber es ist nun mal mein allergrößter Traum.

Dieses Geheimnis teile ich zunächst nur mit Harald, der das zwar verrückt findet, aber verstehen kann, dass ich meinen Traum weiterhin verfolgen will.

Am 3. August machen wir uns auf die Reise in Richtung Glücksburg an der Ostsee, wo der Ostseeman stattfindet. Mit dabei neben Harald und meinem Paps die drei Hunde und meine Freundin Tina.

Mein Paps und ich sind nervös, Harald glücklicherweise einigermaßen entspannt. Tina ist eine kleine Fee, liest uns quasi alle Wünsche von den Lippen ab, kocht uns leckeres Essen, versorgt die Hunde, füllt für meinen Paps Getränkeflaschen für die Trainingsausfahrt auf der Wettkampfstrecke und wartet geduldig mit einem Handtuch am Strand auf mich, während ich mich probeweise durch die Quallenansammlung in der Ostsee wühle. Tina ist immer präsent und jederzeit bereit, mit helfender Hand zur Seite zu stehen. Sie schafft allein durch ihre Anwesenheit ideale Bedingungen für unseren Wettkampf.

Der heißersehnte Wettkampftag geht für uns sehr früh los, denn wir wohnen ungefähr achtzig Kilometer vom Wettkampfort Glücksburg entfernt. Bereits um halb vier beendet der Wecker eine ohnehin mehr oder weniger schlaflose Nacht. Am Frühstückstisch mümmelt jeder wortlos vor sich hin. Auch während der Autofahrt trällert nur das Radio, und jeder geht in Gedanken seinen Wettkampf durch.

Die Zeit, bis der Startschuss fällt und ich mich endlich mit den anderen Athleten durch die Quallen und Wellen im Meer kämpfen kann, erscheint mir endlos. Ich friere, meine Lippen sind blau, meine Hände weiß, und mein Herz schlägt Saltos.

Glücklicherweise scheint das Bob nicht zu interessieren. Das war nämlich meine größte Befürchtung. Keine Ahnung, was ich gemacht hätte, wenn es tatsächlich passiert wäre.

Pünktlich um sieben Uhr werden meine Mitstreiter und ich auf einen zwei Runden à 1,9 Kilometer langen Kurs geschickt. Die Quallen, die ich im Training noch als unangenehm empfunden hatte, spüre und sehe ich nicht. Ich schwimme einfach und fühle mich wie ein Fisch, dessen Element das Wasser ist. Die Atmosphäre ist grandios, die Morgensonne sorgt für einen wahren Glitzerzauber auf den Wellen. Ich werde von den Wellen zwar hin und her geworfen, aber ich bleibe auf Kurs.

Als ich an Land gehe, kann ich beim Blick auf die Uhr meinen Augen kaum trauen. Ich bin mindestens fünfzehn Minuten schneller geschwommen als geplant. Völlig außer

Atem erreiche ich die Wechselzone, in der ich den Transponder – also quasi den Staffelstab – meinem Paps gebe. Schleunigst verlässt er mit dem Rad die Wechselzone auf der anderen Seite. Ich bin einfach nur glücklich.

Nach einer schnellen Dusche positionieren Tina, Harald und ich uns ein paar hundert Meter von der Wechselzone entfernt an der Radstrecke, denn hier kommen die Athleten sechsmal vorbei, bevor die einhundertachtzig Kilometer beendet sind.

Mein Paps ist super unterwegs, und wir freuen uns jede Runde aufs Neue über seine grandiose Leistung. Nach sechs Stunden und einundfünfzig Minuten übergibt er den Transponder an Harald, der zügig auf die Marathonstrecke läuft.

Mein Paps füllt erst mal seine Energiespeicher mit Getränken und Kuchen wieder auf, lässt sich dann die Beine im Massagezelt lockern, und nach einer Dusche ist er quasi wie neu. Die Strapazen sind ihm nicht anzusehen.

Mein Paps, Tina und ich warten nun auf Harald. Wir essen Eis und lassen es uns gut gehen. Ein klein wenig schlecht fühle ich mich schon dabei, wenn ich daran denke, wie Harald sich über die knapp über zweiundvierzig Kilometer quält.

Nach der Hälfte der Strecke kommt Harald an uns vorbei. Er sieht nicht gut aus, aber wir feuern ihn an, in der Hoffnung, dass ihm das Kraft gibt.

Nach insgesamt zwölf Stunden und neun Minuten überqueren wir zu dritt Hand in Hand die Ziellinie, während Tina sich vor Begeisterung die Seele aus dem Leib schreit.

Das Unternehmen Familienstaffel ist mehr als erfolgreich beendet. Stolz nehmen wir unsere Medaillen und Finisher-Shirts in Empfang. Diesen außergewöhnlichen Tag lassen wir gut gelaunt mit einem kleinen Sektumtrunk in der Ferienwohnung ausklingen.

Schritt für Schritt

Ich bin jetzt richtig motiviert für mein weiteres Training. Schließlich habe ich nun noch ein anderes großes Ziel vor Augen: den Ironman.

Von Bob bekomme ich lange Zeit überhaupt nichts mit. Fast vergesse ich sogar den Mann mit der Sense und seine stete Bedrohung. Ich lerne, meine Angst zu überwinden. Die Angst vor dem Dunkel, das ich schon so oft erfahren habe und an dessen Ende ein Licht stehen soll.

Sterben ist ein aktiver Vorgang, und ich bin noch nicht bis ans Ende gekommen. Gott sei Dank! Aber natürlich hoffe ich – wie wohl die meisten Menschen – auf das große Licht am Ende des Tunnels, auf den Ort, an dem die Farben des Regenbogens zusammenlaufen. Ich glaube fest daran, dass es diesen Ort gibt. Dieser Glaube lässt mich weitermachen – egal, wie sinnlos manchmal alles erscheint – und gibt mir wertvolle Kraft.

Ich habe gelernt, wie wertvoll die Zeit ist. Das Hier und Jetzt zählt. Denn die Vergangenheit ist nicht zu ändern, und die Zukunft ein ferner Punkt, von dem ich nie weiß, ob ich ihn erreichen werde. Es gelingt mir, besondere Momente einzufrieren und sie in meinen Gedanken heraufzubeschwören, wenn ich es am nötigsten habe, um mich zu erinnern, wofür ich kämpfe. Momente für das Buch meiner Erinnerungen, das nur in meinem Kopf existiert. Dieses Buch, das ich ganz sicher mitnehmen werde, in die Welt nach dem Sensenmann.

Wenn ich möchte, kann ich das Buch öffnen, mich in eine der schönen Erinnerungen hineinversetzen und darin Kraft tanken. Dieses Buch gibt es erst, seitdem ich ein Leben führe, das so zerbrechlich ist, dass es von meinem Defi beschützt werden muss.

Denn auch wenn es vielleicht merkwürdig klingt: Durch meine Krankheit und den damit verbundenen Kampf gegen das Sterben, bei dem ich durch meinen implantierten Defibrillator wunderbar unterstützt werde, hat mein Leben an Intensität gewonnen. Ich kann Momente viel besser wertschätzen, und die schönsten von ihnen sammle ich in diesem Buch.

Irgendwann wird es voll sein. Dann werde ich es unter den Arm klemmen und mitnehmen. In dem Moment, in dem ich für immer gehe. Dieser Gedanke ist gut und hilft mir durch den Alltag. Er nimmt dem Tod den Schrecken.

Der Sommer ist voller wertvoller Momente für mich. Ich blühe im Sonnenschein regelrecht auf, ich schwimme im See, und ich laufe.

Einen Zehn-Kilometer-Lauf mit dem Motto »Run and Roll for Help«, bei dem das Startgeld der Teilnehmer für einen guten Zweck gespendet wird.

Einen Halbmarathon im nahen Koberstadt, durch den Wald, mit wenigen Teilnehmern, aber mit einem tollen Flair.

Meinen dritten Marathon am 24. September in Berlin. Die Atmosphäre vor dem Start ist großartig. Ich kann die Siegessäule, an der die Startlinie ist, nur in der Ferne sehen, denn ich stehe im hintersten Startblock. Ich höre nicht mal den Startschuss und brauche fast eine halbe Stunde, um die Startlinie zu überqueren. Erst ab dann läuft die Zeit. Ich bin gespannt, was mich erwartet, denn die Strecke führt an vielen der Berliner Sehenswürdigkeiten vorbei. Hardcore Sightseeing per pedes.

Zunächst schaue ich aber weder nach links noch nach rechts, sondern versuche einfach nur, meinen Laufrhythmus zu finden. Das gelingt mir relativ schnell und auch sehr gut. Meine Füße spulen ihr Programm ab.

Nun kann ich Berlin wahrnehmen. Die Kleinigkeiten, zum Beispiel, dass überall am Streckenrand Party gemacht wird, und die großartigen Sehenswürdigkeiten der Hauptstadt. Da kommt keine Langeweile auf den knapp über zweiundvierzig Kilometern auf.

Wie nicht anders erwartet, geht mir ab Kilometer achtundzwanzig die Puste aus, und ich muss immer wieder Gehpausen einlegen. Das stört mich heute nicht weiter. Ich bewege mich vorwärts, bei einem Marathon. Darauf habe ich gar nicht mehr zu hoffen gewagt.

In vier Stunden und fünfzig Minuten überquere ich die Ziellinie und werde von Harald erwartet, der schon seit einer Stunde meiner Ankunft entgegenfiebert. Wir sind beide stolz und glücklich, und es ist wieder ein toller Moment, der in meinem Buch der Erinnerungen landet.

Bobs schönste Reise – Hawaii

Einmal in meinem Leben nach Hawaii – davon träume ich, seit ich ein Teenager bin. Dieser Wunsch ist noch größer geworden, seit ich Triathlon mache, denn auf Big Island finden alljährlich die Weltmeisterschaften der Triathleten über die Ironman-Distanz statt.

Die heißbegehrten Startplätze gibt es nur über eine Qualifikation bei einem anderen Ironman-Rennen.

Seitdem ich das Sterben übe, habe ich die Hoffnung aufgegeben, diese Qualifikation je im Leben zu schaffen. Aber ich träume immer noch von Hawaii.

Eines schönen Septembertags bekomme ich eine SMS auf mein Handy: »Hast du Lust, nächstes Wochenende nach Hawaii zu fliegen?« Die Buchstaben brauchen lange, um in meinem Gehirn anzukommen. Fassungslos starre ich auf das Display. Ein schlechter Scherz? Nein, solche Scherze macht Harald nicht mit mir.

Was ist passiert? Ein Reiseveranstalter, der auf Triathleten spezialisiert ist, sucht Leute, die für drei Wochen auf Hawaii arbeiten. Der Lohn: Flug und Unterkunft. Keine Frage, da bin ich dabei. Vor lauter Aufregung kann ich kaum einen klaren Gedanken fassen.

Sehr schnell lande ich wieder auf dem Boden der Tatsachen, als ich meinen Reisepass herauskrame: Er ist abgelaufen. Beim Passamt beantrage ich umgehend einen neuen Reisepass, doch es ist fraglich, ob selbst die Expressversion schnell genug fertiggestellt werden kann. Die Wartezeit wird zur nervlichen Zerreißprobe. Aber ich habe Glück: Zwei Tage vor meinem Abflug – und dreizehn Minuten vor Dienstschluss des Passamts – ist mein Reisepass da. Ich bin wahnsinnig erleichtert. Jetzt steht der Reise nach Hawaii nichts mehr im Weg.

Harald bringt mich am Tag meines Abflugs zum nahegelegenen Flughafen nach Frankfurt.

Die Sicherheitskontrolle wird überraschenderweise zum Staatsakt. Da ich mit Bob nicht durch den Metalldetektor gehen darf – Bob könnte sich kurzfristig ausschalten, und dies könnte für mich äußerst ungünstig sein –, halte ich meinen Defi-Ausweis bereit. Ganz normal reihe ich mich in die Schlange der wartenden Passagiere ein. Als ich dann an der Reihe bin, zeige ich meinen Defi-Ausweis und ernte verständnislose Blicke.

Ich versuche es mit einem freundlichen Gespräch und sage: »Ich habe einen implantierten Defibrillator und darf nicht durch die Sicherheitsschranke gehen.«

»Was haben Sie da? Ach ja, ich habe so einen Ausweis schon mal gesehen. Aber ich weiß jetzt auch nicht, was wir mit Ihnen machen sollen. Warten Sie mal hier.«

Also warte ich geduldig, während sich einer nach dem anderen an mir vorbei und durch die Sicherheitskontrolle schiebt. Ich stehe da, verloren, und komme mir vor wie ein Alien. So hatte ich mir den Start meiner Reise nicht vorgestellt.

Gefühlte Stunden später werde ich dann durch eine Seitentür an den Schranken vorbeimanövriert und von Hand abgetastet.

Die Dame, die mich überprüft, fragt noch mal nach: »Was haben Sie da?«

»Einen implantierten Defibrillator«, antworte ich geduldig.

»Was ist denn das, davon habe ich ja noch nie gehört?«

Doch die Rückfrage war wohl nur rhetorisch, denn die Kontrolle ist schon beendet, und ich werde weitergebeten.

Während ich mein Gepäck einsammle, fällt mein Blick auf die Wand gegenüber den Metalldetektoren. Ich traue meinen Augen kaum: Da hängt ein Defibrillator. Keine fünf Meter von der Kontrolle entfernt – und keiner der Sicherheitsleute konnte etwas mit dem Wort Defibrillator anfangen. Ich finde das sehr befremdlich. Und irgendwie auch grotesk.

Aber ich habe keine Lust, mich darüber zu ärgern, und steuere gradewegs auf das Gate zu, von dem aus mein Flugzeug startet.

Zunächst fliege ich bis Chicago, von dort nach Los Angeles, um dann nach Big Island zu fliegen. Es liegt also eine lange Reise vor mir. Flugangst kenne ich glücklicherweise nicht, und so macht es mich nicht nervös, dass ich so oft starte und lande, bis ich am Ziel bin.

Sowohl in Chicago als auch in Los Angeles verpasse ich den sehr knapp geplanten Anschlussflug, was mich jedoch auch nicht weiter aus der Fassung bringt.

Endlich lande ich in Kailua Kona und werde mit den Worten »Welcome to paradise« begrüßt. Es ist ein ergreifender Moment, den ich auf ewig festhalten möchte.

Als ich mit den anderen Flugpassagieren über das Rollfeld zur Gepäckausgabe laufe, ist es dunkel und warm, und ich sehe überall Palmen. Verträumt schaue ich in die Dunkelheit und bin glücklich. Genauso habe ich es mir vorgestellt, das Paradies.

Sollte der Herr im schwarzen Gewand mich früher oder später mitnehmen, wäre so ein warmer Ort unter Palmen der perfekte Platz für mich, um dort die Ewigkeit zu verbringen. Doch an den Tod möchte ich keinen Gedanken verschwenden, sondern einfach meine Zeit hier genießen.

Ich werde von ein paar Mitarbeitern von Hannes Hawaii Tours begrüßt – und zwar mit dem obligatorischen Blumenkranz, dem Lei, was so viel heißt wie »Herzlich willkommen«.

Mein Hotelzimmer, das ich mir mit einer Kollegin teilen werde, ist groß und schön und hat einen Balkon, direkt mit Blick aufs Meer. Nein, noch besser, mit Blick auf die Schwimmstrecke des Ironman-Triathlon.

Lange kann ich die Aussicht nicht genießen. Müde falle ich ins Bett und schlafe traumlos, bis nur sechs Stunden später der Wecker meinen ersten Tag auf Big Island einläutet.

Das Team rund um Hannes ist lustig, und die Arbeit im Büro macht unglaublich viel Spaß, auch wenn wir immer bis spät in die Nacht hinein beschäftigt sind. Immerhin betreuen wir rund vierhundert Triathleten und ihre Familien.

Da gibt es zum einen die Sorgen und Nöte der Sportler, die mit der Hitze, dem Salzwasser oder den Wellen nicht klarkommen, und die man versucht aufzubauen. Dann sind da Kinder mit Sonnenbrand, Frauen, die in Seeigel treten, und Reisende, die mit ihrer Unterkunft nicht zufrieden sind. Aber auch viele, einfach nur nette Menschen, die sich auf die bevorstehenden Weltmeisterschaften im Ironman-Triathlon freuen und zu Recht stolz sind, dass sie sich qualifiziert haben.

Jeder einzelne Athlet hat hart trainiert und sicher auch Familie und Freunde vernachlässigt, nur um einmal im Leben dabei zu sein, beim Ironman auf Hawaii. Da ist es nur verständlich, dass jeder möchte, dass einfach alles perfekt ist. Hannes und sein Team – also auch ich – wollen dazu beitragen, die Zeit in Hawaii zu einem einmaligen Erlebnis zu machen.

Ein kleines bisschen Ironman-Feeling gönne ich mir

auch. Jeden Morgen um kurz nach sechs Uhr schnüre ich die Laufschuhe und drehe eine Runde auf der Wettkampfstrecke und schwimme danach im Meer. Die Schwimmstrecke ist vormittags für drei Stunden mit Booten gesichert, sodass ich dort unbekümmert meine Bahnen ziehen kann. Das Schwimmen ist ein irres Erlebnis, denn das Wasser ist so klar, dass ich unter mir gelbe und türkisfarbene Fische beobachten kann. Selbst eine riesige Schildkröte leistet mir Gesellschaft. Das ist inmitten des ganzen Triathlon-Spektakels einfach nur ein wunderschönes Naturerlebnis. Ich fühle mich als Teil von etwas ganz Großem.

Eines Abends starte ich eine kleine Laufeinheit – hinein in den Sonnenuntergang, der auf Hawaii sehr kurz ist. Es wird innerhalb kürzester Zeit stockdunkel. Obwohl ich das weiß, habe ich mich mit der Zeit verschätzt und muss mich beeilen, denn ich trage weder eine Stirnlampe noch Reflektoren. So bin ich mehr oder weniger unsichtbar am Straßenrand.

Plötzlich höre ich ein lautes, schmatzendes Geräusch. Ich bin ja wirklich Tierfreund, aber da ich nicht sehe, welches Tier da gerade was frisst, habe ich zunächst ein mulmiges Gefühl. Doch was ich dann im fahlen Licht erkennen kann, lässt mein Herz höher schlagen: Mindestens fünfzig Katzen und Mungos sitzen beieinander und fressen ganz friedlich gemeinsam Trockenfutter, das dort ganz offensichtlich für die Tiere bereitgestellt wurde. Ich will nicht stören und keins der Tiere erschrecken, und so laufe ich vergnügt zurück zum Hotel.

Mit diesem Erlebnis im Hinterkopf habe ich einen geschärften Blick für die Haustiere auf Hawaii. Und was ich sehe, gefällt mir. Die Hotels füttern Katzen an, damit diese die Mäuse in Schach halten. An den schmalen Stränden sieht man Hunde nur ohne Leine, die meistens irgendwo im

Schatten vor sich hindösen, ab und zu ein Bad nehmen und dann weiterfaulenzen. Sie sehen alle wohlgenährt und zufrieden aus.

Ich erfahre, dass es keinen Schlachthof auf Hawaii gibt. Das erklärt, warum Fleisch so unglaublich teuer ist. Dafür gibt es tollen Fisch, frische Früchte, Macadamia-Nüsse und den berühmten Kona Coffee, der für deutsche Gaumen allerdings nicht gemacht ist. Ich finde ihn jedenfalls scheußlich.

Die Zeit auf Hawaii vergeht wie im Flug. Ich habe die Möglichkeit, die Reisenden auf einige Ausflüge zu begleiten, und bekomme daher viel von Big Island zu sehen. Black Sands Beach, wo sich riesige Schildkröten am Strand tummeln, denen man sich allerdings nur bis auf drei Meter nähern darf (sonst droht eine Geldstrafe). Die hölzerne Kirche St. Benedict's Church, die wunderschön, freundlich und farbenfroh bemalt ist. Die Kealakekua Bay, wo ich mit den anderen Reisenden in dunkel-türkisfarbenem Wasser schwimme und Delphine springen und spielen sehe. Die Puuhonua o Honaunau, eine Grabstätte für Häuptlinge und ein Zufluchtsort für Tabubrecher, die dort Schutz suchten und fanden. Der Volcanoes National Park mit seinen Rauchwolken und Kratern – eine imposante Kulisse, die ihresgleichen sucht. Rainbow Falls, der wunderbare, von riesigen Bäumen umrahmte Wasserfall. Der Kilauea Iki Loop Trail, auf dem man in einen subtropischen Regenwald mit bis zu fünf Meter hohen Farnpflanzen abtaucht. Eine Orchideenfarm. Eine kleine, abgelegene Bäckerei, die den leckersten Kuchen macht, den man sich vorstellen kann. Und nicht zu vergessen: meine zahlreichen Abstecher in die kleine Einkaufspassage in Kona, wo ich Mitbringsel, Schuhe und Klamotten kaufe.

Ein nächtliches Wellenbad bei Vollmond im Meer am White Sands Beach mit den Teamkollegen ist sicher eines der eindruckvollsten Erlebnisse dieser Zeit.

An einem schönen Sonntagmorgen bin ich gerade auf meiner Laufrunde unterwegs, als mich plötzlich ein riesiger Knall aus meinen Gedanken reißt. Gleichzeitig rüttelt und schüttelt es mich durch. Ich kann mich nicht mehr auf den Beinen halten, falle hin und bleibe liegen. Ich habe keine Ahnung, was vor sich geht. Dann denke ich an den Vulkan, der ausgebrochen ist. Im nächsten Augenblick bebt die Erde wieder, und nur zwei Meter von mir entfernt fällt eine Straßenlaterne um. Ich bekomme Panik, stehe auf und renne weiter.

Aber anstatt zurück ins Hotel zu laufen, bewege ich mich weiter in Richtung Pier, wo ich allmorgendlich schwimme. Auf dem Weg dorthin stolpere ich noch ein paar Mal, denn der Boden wackelt immer wieder. Der Zutritt zum Wasser ist verboten: Tsunami-Gefahr.

Ich stehe anscheinend unter Schock, denn selbst der Anblick von riesigen Rissen im Asphalt, zerborstenen Fensterscheiben und umgefallenen Laternen lässt mich einfach nur weiterlaufen. Ich laufe, als ginge es um mein Leben. Gar kein so falscher Gedanke.

Es ist seltsam still auf den Straßen, und ich renne zum alten Flughafen. Ein Auto hält neben mir an, und der Fahrer sagt, dass ich unbedingt vom Meer wegmüsse, weil Nachbeben angekündigt seien und es eine Tsunami-Warnung gebe. Er bietet mir an, mich ins Hotel zu fahren, aber ich drehe einfach um und laufe die ungefähr sechs Kilometer zurück zum Hotel.

Dort angekommen, erwache ich aus meiner Starre, denn das Hotel ist wegen Einsturzgefahr evakuiert worden. Ich erfahre, dass ich eben ein Erdbeben der Stärke 6,6 erlebt habe und bekomme Panik. Nicht nur wegen des Bebens, sondern auch wegen all meiner Wertsachen, all meinem Hab und Gut im Hotelzimmer.

Ich renne wieder los. Diesmal in Richtung Büro von Hannes Hawaii Tours, das ungefähr sechs Kilometer in der anderen Richtung liegt. Als ich das Büro erreiche, falle ich in mir zusammen. Ich zittere am ganzen Körper.

Eine Kollegin ist erstaunt, dass ich in Laufklamotten dort eintreffe, denn sie hat von dem Beben außer ein paar leichten Wacklern nichts mitbekommen. Ich erzähle ihr, was passiert ist und dass niemand Zugang zum Hotel hat. Sie wird ganz blass. Gemeinsam hoffen wir, dass die Nachbeben nicht zu heftig ausfallen und unser Büro weiterhin nicht zu sehr durchgeschüttelt wird.

Die nette Kollegin leiht mir Klamotten, und ich verschwinde unter die Dusche. Danach versuche ich, bei einem eisgekühlten Getränk erst mal runterzukommen.

Das Telefon im Büro steht nicht still. Es gibt Fragen über Fragen: Kann der Triathlon überhaupt stattfinden, obwohl die Straßen sehr beschädigt sind? Kommt es noch zu weiteren Beben? Muss tatsächlich mit einem Tsunami gerechnet werden? Fragen, auf die wir auch keine Antworten wissen, obwohl wir uns im Internet ständig auf dem Laufenden halten und keine Neuigkeit verpassen wollen. Wir können lediglich beruhigend auf die Sportler einreden.

Am Abend kann ich wieder in das Hotel und mein Zimmer zurückkehren. Dessen Anblick führt mir die Gewalt des Erdbebens vor Augen: Alle Schranktüren und Schubladen sind offen, alles, was darin war, auf dem Boden verstreut. Die Betten stehen quer im Zimmer, die Stehleuchten liegen, der Fernseher liegt auf dem Boden. Das Bad steht unter Wasser, denn die Toilette ist übergeschwappt. Gemeinsam mit meiner Kollegin räume ich schweigend unser Zimmer auf.

Dann erhalten wir einen Anruf aus dem Büro: Es gibt eine weitere Tsunami-Warnung. Wir sollen unsere Wertsachen einpacken und ins Büro kommen. Von dort aus können wir im Falle eines Falles direkt mit den Autos hoch in die Berge fahren, um uns in Sicherheit zu bringen.

Angespannt sitzen wir alle um den Computer mit Internetverbindung herum. Mitten drin Hannes, der sich auf Hawaii auskennt und auch schon einen Tsunami miterlebt hat. Draußen schüttet es wie aus Eimern. Das Wasser steht mehr als kniehoch auf den Straßen. Auf Hawaii gibt es keine Abflüsse, da das Wasser aufgrund der klimatischen Verhältnisse normalerweise innerhalb kürzester Zeit verdunstet.

Gegen ein Uhr verstummen die Warnungen, und wir legen uns schlafen. Auf Sofas, auf dem Boden, einfach dort, wo Platz ist und man es sich gemütlich machen kann.

Der nächste Morgen begrüßt uns mit strahlendem Sonnenschein und trockenen Straßen. Als ob nichts geschehen wäre.

Die Hawaiianer nehmen das Erdbeben locker hin, und die Frage, ob der Ironman überhaupt stattfinden kann, stellt sich für sie gar nicht. Natürlich tut er das.

Die Hang-loose-Mentalität der Einwohner ist bewundernswert, aber vielleicht auch notwendig – wenn man wie sie auf einer Insel beheimatet ist, auf der ständig die Gefahr der Vulkane, der Erdbeben und der Tsumanis lauert.

Mit Hochdruck wird an der Reparatur der Straßen gearbeitet, damit die Radstrecke gesichert ist. Und kurze Zeit später ist alles schon fast wieder wie neu. Die Laternen sind aufgestellt, die Fensterscheiben ersetzt und alle Straßen befahrbar.

Nachdem die Anspannung wegen des Erdbebens wieder nachlässt, wächst nun die Anspannung bei den Athleten.

Der Wettkampftag ist nicht nur für die Athleten aufregend. Alle sind schon im Morgengrauen auf den Beinen.

Ich genieße diesen Tag und bin merkwürdigerweise überhaupt nicht neidisch, dass ich hier nicht am Start bin. Wahrscheinlich weil ich weiß, dass ich für den Ironman Austria im Juli 2007 bereits gemeldet bin.

Um die Mittagszeit trifft sich Hannes' Team am Büro, denn das liegt direkt an der Laufstrecke. Wir machen Stimmung und haben eine Stereoanlage und eine Kühlbox mit Bier auf die gesperrte Straße gestellt. Selbst bestens gelaunt, feuern wir die Athleten an, auf die unbarmherzig die Sonne herunterbrennt.

Und dann schlägt er zu. Wie aus dem Nichts, ohne Vorwarnung. Bob. Ich liege plötzlich direkt neben den Läufern auf dem Boden und bin zunächst völlig orientierungslos. Die Kollegen wissen glücklicherweise Bescheid über Bob – und das ist gut so. Sie schieben mir etwas Weiches unter den Kopf und reichen mir ein Glas Eiswasser.

Die Party ist schlagartig beendet. Ich fühle mich hilflos, und es ist mir peinlich, weil die Augen aller vorbeilaufenden Athleten auf mich gerichtet sind.

Einer erkennt mich sogar und bleibt stehen, um sich nach mir zu erkundigen. Ich sage nur: »Alles okay, mir ist nur schwindelig. Lauf weiter, du bist super!« Er trabt davon.

Ich schaue ihm hinterher und bin beeindruckt, was es für Menschen gibt. Menschen, denen der Traum der sportlichen Ziele, der Ironman auf Hawaii, nicht so wichtig ist wie eine nur flüchtig bekannte Frau, die auf dem Boden liegt. Da habe ich schon ganz andere Erfahrungen gemacht. Mitten in der Darmstädter Fußgängerzone ist es mir schon passiert, dass sich keiner der Passanten Gedanken darüber gemacht hat, ob er mir helfen könne, als ich hilflos zuckend am Boden lag, während der Defi stromte.

Allmählich kann ich mich mit Hilfe der Kollegen auf einen Stuhl setzen. Da sitze ich nun und fühle mich mal wieder ausgegrenzt und einsam. Einsam wie ein Stein, wie meine Freundin Kirstin immer sagt.

Obwohl ich so viel Hilfe bekommen habe, bleibt die Hand des Sensenmanns nur auf meiner Schulter spürbar. Dieses Gefühl kann ich nicht erklären, und am besten behalte ich es auch für mich, denn der Tod macht allen Menschen Angst. Und Angst verbreiten will ich nicht.

Keine Stunde später bin ich auch schon wieder voll dabei und mache mich auf den Weg ins ungefähr neun Kilometer entfernte Ziel. Zu Fuß, allein, auf der Straße in brütender Hitze. Ich will mir diesen Tag auf keinen Fall vermiesen lassen, will eine von vielen sein, will einfach nur genießen. Denn den Ironman auf Hawaii mitzuerleben wird für mich sehr wahrscheinlich ein einmaliges Erlebnis sein. Auch wenn ich nur eine Zuschauerin bin, bedeutet es mir sehr viel, dort zu sein.

Die Stimmung im Ziel ist gigantisch, und ich erkenne die Gesichter vieler Menschen, die ich in den letzten Wochen betreut habe.

Den Zwischenfall mit Bob habe ich zu diesem Zeitpunkt schon weit von mir geschoben.

Als schließlich der letzte Athlet das Ziel erreicht hat und die Lichter dort erlöschen, bin ich beeindruckt vom Spektakel des Ironman Hawaii.

Am Sonntagabend bin ich bei der traditionellen Party im Lulu's. Da feiern alle Triathleten und deren Freunde. Die Bar ist brechend voll, und die Drinks sind teuer und lecker. Die Stimmung ist einfach nur genial.

Nachdem ich die Party verlassen habe, sitze ich in dieser Nacht noch lange alleine im Mondschein auf einem großen

Stein am Meer. Ich lasse meine Gedanken schweifen, und ich bin glücklich – besonders, weil Bob gestern mal wieder so gute Arbeit geleistet hat.

Am folgenden Tag gibt es im Büro viel Arbeit, doch abends werden wir dafür belohnt. Die gesamte Reisegruppe mitsamt Betreuern geht zum Captain Beans' Cruise. Das ist eine kleine Kreuzfahrt zum Sonnenuntergang mit kitschiger Hulashow, tropischen Drinks und leckerem Essen. Es ist wunderschön.

Gemäß dem Motto »Das Beste zum Schluss« habe ich mir für den Tag vor meiner Abreise etwas ganz Besonderes vorgenommen: Gemeinsam mit drei Athleten aus der Reisegruppe habe ich ein Allradfahrzeug gemietet, und wir machen uns am frühen Nachmittag auf den Weg zum Mauna Kea, dem sogenannten Schlafenden Vulkan.

Dieser Berg ist faszinierend, denn er ragt rund 4200 Meter in die Luft. Wir sind gut ausgestattet mit warmer Kleidung und festen Schuhen, denn dort oben sind die Temperaturen um den Gefrierpunkt, und man muss auch mit Schnee rechnen. Daher auch der Name, denn Mauna Kea heißt übersetzt »Weißer Berg«.

Zunächst halten wir am Visitor Center auf ungefähr 3000 Höhenmetern an. Das ist empfehlenswert, denn dort kann ich meinem Körper die Möglichkeit geben, sich ein wenig auf den Höhenunterschied einzustellen. Eigentlich wird Menschen mit Herz-Kreislauf-Problemen dringend von einem Besuch des Mauna Kea abgeraten. Aber ich will mich nicht angesprochen fühlen. Außerdem habe ich ja Bob im Gepäck, und der arbeitet, wie ich weiß, auch auf Hawaii sehr zuverlässig.

Im Visitor Center habe ich keinerlei Beschwerden wie Schwindel oder Kopfschmerzen, und zum Glück geht es meinen Begleitern auch blendend. Nach vierzig Minuten fahren wir weiter, denn wir wollen den Sonnenuntergang über den Wolken nicht verpassen.

Die Kulisse auf dem Gipfel ist atemberaubend – und für mich auch Atem raubend. Ich kann kaum stehen, mir ist schwindelig, und mein Herz tanzt Tango. Doch ich will keinesfalls im Auto bleiben. Mit blauen Lippen und aschfahlem Gesicht quäle ich mich über einen kleinen Pfad zu einem Denkmal. Dort bitten wir ein paar andere Touristen, ein Gruppenfoto von uns zu machen. Ich lasse auch noch eins von mir allein machen. Es gehört zu den Fotos, auf denen ich am glücklichsten aussehe.

Wir sind alle gebannt vom Sonnenuntergang, einem unbeschreiblichen Ereignis von beinah unfassbarer Schönheit. Keiner von uns redet auch nur ein Wort.

Wir müssen uns auf den Rückweg machen, denn mit Einbruch der Dunkelheit wird der Berggipfel für Besucher gesperrt.

Als wir wieder das Visitor Center erreichen, halten wir an, steigen aus dem Auto und sind ein weiteres Mal sprachlos: Die Sterne sind zum Greifen nah, und es sind so viele, dass der ganze Himmel glitzert. Gigantische Sternschnuppen kreuzen das Firmament, und es ist wieder so unglaublich schön, dass ich denke, es wäre in Ordnung, genau in diesem Moment zu sterben. Dennoch bin ich froh, dass es nicht geschieht.

Auf dem Rückflug bin ich aufgeregt und kann es kaum erwarten, Harald die Bilder zu zeigen und all das Erlebte zu erzählen. Einmal Paradies und zurück. Unzählige Momente für das Buch der Erinnerungen.

Bobs sportliches Highlight – Ironman Austria

Energiegeladen und vom Ironman Hawaii inspiriert, starte ich schon bald nach meiner Rückkehr ins kalte, herbstliche Deutschland das Training für meinen großen Tag, den 8. Juli 2007, den Tag des Ironman Austria in Kärnten.

Trainer Ralf, der mir auch schon die Pläne für den Ostseeman gemacht hat, wartet mit neuen Trainingsplänen für das große Unternehmen auf. Ich bin hochmotiviert und begeistert von den professionellen Plänen, obgleich sie mir ziemlich hart erscheinen. Aber ich bin fest entschlossen, mich strikt daran zu halten, um den Traum vom Ironman nicht zu gefährden. Zumindest nicht wegen Faulheit.

Es ist ein großes Wagnis, an diesem Wettkampf teilzunehmen. Ein Wagnis, das bei meinen Ärzten auf keine große Begeisterung und nur auf bedingte, zähneknirschende Zustimmung stößt.

Bob muss die Füße in den nächsten acht Monaten stillhalten. Mein Herz darf ihm also keinen Aktionsraum bieten, sondern muss artig im Takt bleiben, wenn der Traum nicht wie eine Seifenblase zerplatzen soll.

Mein Plan, beim Ironman zu starten und die gesamte Härte dieses Wettkampfs mitzuerleben, ist geheim. Harald, Ralf, die Ärzte und wenige Freunde sind eingeweiht. Ich will nicht zu viel Wirbel darum machen, denn sonst wäre es noch viel schlimmer, falls Bob mir einen Strich durch die Rechnung macht. Meiner Familie sage ich nichts davon; nicht, weil sie mir nicht wichtig ist oder weil ich kein Vertrauen zu ihr hätte, sondern weil ich weiß, dass sie sich riesige Sorgen um mich machen würde. Es ist sicher ohnehin nicht leicht für meine Eltern, damit zurechtzukommen, dass ihre Tochter ein Leben führt, das so oft am seidenen Faden hängt. Dass ich nun das Schicksal auch noch auf eine Art herausfordere, würde – mit Recht – sicher nicht ihre Zustimmung finden.

Mir ist das bewusst, dass ich ein Risiko eingehe, aber letztlich kann mir keiner – auch kein Arzt – sagen, wie das Training meine Erkrankung beeinflusst. Dazu fehlen einfach die Erfahrungswerte. Denn mein Gendefekt ist noch nicht so lange entdeckt und sehr selten – und aus beiden Gründen nur wenig erforscht.

Ich bin oft ein Dickkopf und furchtlos und eine Träumerin. Und wenn alles zusammenkommt, dann befinde ich mich auf dem Weg zum Ironman.

Zunächst stelle ich mein Fahrrad auf einen Rollentrainer ins Wohnzimmer, sodass ich dort trainieren kann. Ich bin seit Jahren nicht mehr Rad gefahren, und selbst die kleinen Einheiten von zwanzig Minuten machen meine Beine ganz schön müde. Das Schwimmtraining gestaltet sich einigermaßen locker; ich profitiere wohl noch vom Training für den Ostseeman im vorherigen Jahr. Gelaufen bin ich ja fast immer, und so ist und bleibt die Bewegung per pedes meine leichteste Disziplin.

Was im November und Dezember noch so locker vor sich hinplätschert und als Aufwärmphase gesehen werden kann, wird ab Januar zu einer echten Aufgabe. Neben den verschiedenen Trainingseinheiten, die ich zu absolvieren habe, stelle ich meine Ernährung um: viele kleine Mahlzeiten, mehr Wasser, mehr Obst, mehr Kohlenhydrate. Der Test für die Verpflegung mit Energie-Gels und Energie-Riegeln während des Wettkampfs erfordert manchmal harte Disziplin. Aber ich funktioniere wie ein Uhrwerk. Mein Leben richtet sich nach dem Trainings- und Ernährungsplan von Ralf. Klingt total irre und ist es sicher auch.

Das Radfahren auf der Rolle im Wohnzimmer ist zwar ziemlich eintönig – ich fahre Einheiten bis zu drei Stunden –, aber ich lenke mich ab und schaue DVDs. Da ich aufgrund meiner Herzprobleme und der damit verbundenen Minderdurchblutung sehr schnell und extrem friere, ist für mich das Radtraining im Wohnzimmer definitiv eine bessere Lösung als halsbrecherische Ausfahrten bei Kälte, Schnee, Eis und Glätte. Außerdem besitze ich kein Mountainbike, und auf dem Rennrad ist es im Winter auf der Straße alles andere als vergnüglich.

Ich starte mit den ersten vorsichtigen Versuchen des sogenannten Koppeltrainings, einer wiederholten Abfolge verschiedener Sportarten. Das bedeutet in meinem Fall: direkt von der Radrolle in die Laufklamotten und ab in den Winterwald. Diese Doppelbelastung macht mir besonders viel Spaß, und nach Rücksprache mit Ralf werden mehr solcher Mehrfacheinheiten auf meinen Trainingsplan gesetzt.

So wird das Frühschwimmen um sechs Uhr morgens jeden Mittwoch mit einem anschließenden einstündigen Lauf kombiniert und zur festen Größe für mich. Das ist hart, aber es macht mir echt Spaß. Danach fühle ich mich stark und fit für den Tag. Wenn ich um acht Uhr dreißig am Morgen schon das Training für den Tag bewältigt habe, ist das sehr motivierend und lässt mir außerdem genügend Zeit, mich die restliche Zeit meinen Vierbeinern zu widmen.

Zusätzlich zum Rad-, Lauf- und Schwimmtraining besuche ich einmal pro Woche Lady Life, ein kleines Fitnessstudio für Frauen, um Rumpf und Bauch in Form zu bringen. Triathlon ist eine Sportart, bei der zwar der ganze Körper gefordert und gefördert wird – genau das ist auch der Reiz –, aber manche Partien kommen dennoch zu kurz und bedürfen einer zusätzlichen Bearbeitung.

Das Training läuft bestens, und Bob gerät komplett in Vergessenheit.

Am 18. März nehme ich an einem Lauf über zehn Kilometer im nahegelegenen Friedberg teil. Dieser Lauf soll mir zeigen, wo ich stehe. Es ist kalt und nass und die Strecke gar nicht mein Ding. Erst geht es fünf Kilometer bergauf, dann kommt ein Wendepunkt, und man rennt genau dieselbe Strecke bergab zurück ins Ziel. Trotzdem bin ich motiviert, im Kopfkino laufen Bilder vom Ironman.

Die Motivation und das Wintertraining werden belohnt, denn ich gewinne meine Altersklasse und somit auch einen kleinen Pokal. Das hat niemand erwartet, und ich freue mich, gemeinsam mit Harald und Ralf. Immerhin ist es der erste Altersklassensieg meines Lebens. Auf einem kleinen Wölkchen schwebe ich den Rest des Monats März dahin, und alles klappt.

Als ich Anfang April in mein erstes Radtrainingslager starte, sind es nur noch achtundneunzig Tage bis zum Ironman Austria.

Bisher habe ich noch keinen einzigen Radkilometer auf der Straße absolviert. Genau genommen bin ich seit sechs Jahren nicht mehr richtig auf dem Drahtesel unterwegs gewesen. Ich bin nervös und dennoch voller Vorfreude, denn jetzt geht es richtig los.

Mein Trainingslager befindet sich mitten im deutschen Pott: bei Haralds Mama in Gladbeck. Ohne Trainingsgruppe, ohne Kilometermacherkonkurrenz – nur ich und mein Fahrrad.

Die erste Fahrt »in freier Wildbahn« ist nicht länger als

dreißig Kilometer – aber härter, als ich es mir vorgestellt habe. Obwohl ich bereits viele Kilometer mit meinem Fahrrad auf der Rolle gefahren bin, ist die Fahrt draußen extrem anstrengend. Zudem bin ich eine sehr ängstliche Radfahrerin, habe die Hände immer an den Bremsen.

Einhundertachtzig Kilometer – also sechsmal so weit – soll ich in weniger als einhundert Tagen fahren. Zweifel kommen hoch. Doch ich schlucke sie herunter und bin fest entschlossen, mich in den nächsten neun Tagen einfach nur nach dem Trainingsplan zu bewegen und alles andere auszublenden.

Das ist auch ziemlich einfach, denn Haralds Mama tut alles dafür, dass ich mich außer um mein Training um absolut nichts kümmern muss. Sie kocht mir täglich leckeres Essen nach meinen Wünschen mit Pasta, Kartoffeln und Reis. Es gibt Kuchen und leckeres Fleisch. Und in ihrer wunderbaren Badewanne kann ich nach dem Training abtauchen, um die Muskeln ein wenig zu entspannen.

Am achten Tag des Trainings fahre ich schon achtzig Kilometer und bin guter Dinge, die einhundertachtzig Kilometer in einer Zeit von höchstens achteinhalb Stunden zu schaffen, denn das ist das Zeitlimit beim Ironman.

Bestens gelaunt kehre ich nach Darmstadt zurück und freue mich, wieder bei Harald und den Hunden zu sein. Auch wenn mein Ausflug nach Gladbeck toll war und es mir eigentlich an nichts mangelte, so fehlten doch meine Liebsten.

Mein Trainer Ralf ist zufrieden, dass ich alle Trainingseinheiten absolviert und nebenher noch auf die Ernährung geachtet habe.

Am Wochenende findet im benachbarten Griesheim ein Lauf statt. Ralf schickt mich auf die Strecke über zehn Kilometer. Mit der Zeit von zweiundfünfzig Minuten sind wir beide zufrieden, und ich habe das Gefühl, dass es vorangeht – und zwar in großen Schritten.

Nach dem Zieleinlauf ziehe ich mich nur kurz um und steige auf mein Rennrad, das Harald im Auto mitgebracht hat. Koppeltraining macht mir richtig Spaß, und ich trete kräftig in die Pedale.

Auf dem Heimweg bin ich nur einen Moment unkonzentriert, und mein Vorderrad gerät in einen Sandhaufen. Ehe ich mich versehe, liege ich auf dem Boden. Das Iso-Getränk blubbert aus der Radflasche heraus, deren Verschluss sich ein Stück geöffnet hat. Ich schimpfe mit mir selbst. Mein rechtes Knie blutet und ist schon geschwollen, der rechte Daumen schmerzt, und ich kann ihn nicht mehr gut bewegen.

Harald erschreckt sich, als er bei meiner Heimkehr mein blutiges Knie sieht. »Alles nicht so schlimm, nur ausgerutscht«, murmle ich und verschwinde unter der Dusche.

Als ich danach mit Harald Pasta esse, kann ich kaum die Gabel halten, denn der rechte Daumen tut richtig weh und ist unförmig. Nun bin ich doch besorgt, aber ich gebe das nicht zu und spiele vor Harald die Unbekümmerte.

Ich will auf keinen Fall riskieren, dass ich einen Gips oder einen Tapeverband bekomme und mein Trainingsplan durchkreuzt wird. Nicht jetzt, wo alles perfekt läuft, mein Herz schon monatelang so artig im Takt schlägt und der Wettkampf nur noch vierundachtzig Tage entfernt ist.

Ich beiße in den kommenden drei Wochen die Zähne zusammen und halte mich streng an meinen Trainingsplan. Allerdings kann ich mit der rechten Hand den Lenker des Rads kaum halten, und auch beim Schwimmen ist jeder Zug mit dem rechten Arm schmerzhaft. Ich bin ein Dickschädel und eine Kämpfernatur, und ich kann Schmerzen gut aushalten – glücklicherweise.

Ich werde schneller: zu Wasser, auf Rädern und mit meinen Füßen. Mit der Zeit wird mein Daumen auch wieder beweglicher und normalisiert seine Form.

Ich hätte nie gedacht, dass mir Radfahren so viel Vergnügen bereiten könnte. Ich fange an, die kleinen Berge in meiner Umgebung liebzugewinnen. Den serpentinenreichen und recht stark befahrenen Anstieg zur Burg Frankenstein. Die holprige, schier endlose kleine Einbahnstraße auf den Melibokus mit Anstiegen bis zu sechzehn Prozent. Und die Kuralpe, auf die eine breite Straße führt und die die Oberschenkel zum Glühen bringt.

Als die Freischwimmsaison beginnt, werde ich Dauergast in Darmstadts Natursee, dem Woog, der nur zehn Minuten von meiner Wohnung entfernt liegt. Hier gibt es keinen lästigen Kampf um Bahnen wie im Schwimmbecken. Im See ist für alle Platz. Ich kann in aller Ruhe meinen Neopren-Anzug testen und mich daran gewöhnen, keine Kacheln am Beckenboden zu zählen, sondern in einer trüben Brühe zu wühlen, in der ich die Hand vor Augen nicht sehe. Das ist eine große Überwindung für mich, denn ich kann die Angst vor einem Stromschlag und anschließendem Ertrinken nicht abschütteln.

Auch beim Laufen komme ich in Form von Sprints und Tempoeinheiten, die Ralf mir auf den Trainingsplan gesetzt hat, voll auf meine Kosten.

Während der Wettkampfvorbereitung funktioniere ich wie ein Uhrwerk. Morgens fällt der erste Blick auf den Trainingsplan, der im Flur hängt. Die Trainingseinheiten sind jeden Tag unterschiedlich, und ich habe keinen freien Tag. Das ist nicht üblich, aber aufgrund meiner Herzprobleme muss ich immer weitertuckern, wie ein Motor. Da sind sich die Ärzte und der Trainer einig. Außer zum Schlafen, Essen und mit den Hunden Spazierengehen bleibt fast keine Zeit für Freizeit, die nichts mit Sport zu tun hat.

Meine Freunde kommen definitiv zu kurz. Aber sie wissen, welchen Lebenstraum ich mir mit der Teilnahme am Ironman erfüllen möchte, und haben Verständnis für mich. Dennoch fehlt mir der Kontakt zu ihnen sehr.

Für mich ist das Training anders als bei »Normalos« – und damit meine ich Menschen ohne Herzprobleme. (Als normal sind die Menschen, die sich an einen Ironman-Triathlon wagen, wohl grundsätzlich nicht zu bezeichnen.) Ich muss viel mehr Zeit in die Vorbereitungen investieren, weil meine Einheiten langsamer und weniger intensiv, dafür aber länger und zeitraubender sind. Zeit – mein kostbarstes Gut, das ich dafür gerne aufbringe.

Wenn man nicht weiß, wie viel Zeit noch bleibt, entwickelt man eine seltsame Beziehung zu Sekunden, Minuten, Stunden und Tagen. Ich möchte keine Sekunde mit irgendetwas verbringen, das mir sinnlos erscheint. Durch meine Krankheit habe ich gelernt, ein wenig egoistischer durchs Leben zu gehen und mehr Rücksicht auf das zu nehmen, was ich will, und mir das, so oft es geht, auch zu gönnen.

Genau genommen weiß kein Mensch, wann es für ihn Zeit ist, für immer zu gehen. Aber mir ist tatsächlich ständig bewusst, dass es im nächsten Moment vorbei sein kann. Die Schwelle zum Tod ist greifbar, und das Sterben habe ich schon oft geübt. Aber eines ist gewiss: Ich verlasse die Welt lieber während eines Trainings, Wettkampfs oder Hundespaziergangs als daheim auf dem Sofa. Ich kann mich nicht hinsetzen und warten, bis mir das Leben gestohlen wird.

Ich will das Leben aufsaugen, und das kann ich am besten, indem ich mich und meine Umgebung spüre. Den Fahrtwind auf dem Rad, den Widerstand des Wassers unter meinen Händen beim Kraulen oder die knirschenden Steine unter den Füßen und die Regentropfen im Gesicht beim Laufen.

Ich bin mir sicher, dass meine Zeit abgelaufen ist, wenn ich mich nicht bewege, wenn ich diesen Drang vorwärts nicht mehr verspüre. Ich hetze mehr oder weniger durch mein Leben und war dem Tod bisher immer einen kleinen Schritt voraus. Es ist mein ganz persönlicher Wettlauf – gegen die Zeit und gegen das endgültige Aus auf der Erde.

Ich lebe viel bewusster und nehme Dinge völlig anders wahr als früher. Ich kann mich an den kleinsten Kleinigkeiten erfreuen. Wenn man fürchtet, dass einem etwas genommen wird, lernt man, den Wert einer Sache erst wirklich zu schätzen.

Ich liebe das Leben – zumindest in den allermeisten Momenten. Und die Momente, in denen ich trainiere, gehören dazu. Auch wenn manchmal alles schmerzt und ich müde bin, kämpfe ich für meinen Traum. Ein Traum, den Bob jederzeit zunichtemachen könnte.

Aber der gute Bob hat weiter Erbarmen, und ich bewege mich schockfrei durchs Leben. Ich denke nicht mehr daran, wie es ist, wenn der Strom fließt, und wie verzweifelt ich deswegen schon oft war.

Meine Gedanken kreisen um die Zukunft. Das habe ich mir eigentlich verboten. Denn die Ärzte können mir keine Prognose geben, wie viel Zeit mir noch bleibt. Diese Perspektivlosigkeit macht mir oft zu schaffen, aber im Fall der Ironman-Teilnahme werde ich fast schon respektlos gegenüber meiner Erkrankung und blicke nach vorne.

Den Blick habe ich auch beim Radtraining Anfang Mai nach vorne auf die Straße gerichtet. Ich habe gerade einen meiner Hausberge – den Melibokus – bezwungen und sehe plötzlich, wie ein Kleintransporter aus einer Seitenstraße herausschießt. Offensichtlich nimmt er mich nicht wahr. Ich versuche auszuweichen, doch ich habe keine Chance mehr. Der Wagen rammt mich, und ich falle mit meinem Rad in den Graben.

Noch dreiundsechzig Tage bis zum Wettkampf, ist mein erster Gedanke.

Der Fahrer des Transporters steigt aus und beschimpft mich, obwohl ich keine Schuld an diesem Unfall habe. Ich weiß gar nicht, wie mir geschieht.

Ein freundliches Ehepaar nimmt die Situation in die Hand, ruft die Polizei und einen Krankenwagen. Als ich das begreife, ist es zu spät, mich zu wehren. Am liebsten würde ich mich aufs Rad setzen und einfach nach Hause fahren. Doch bevor ich mich versehe, liege ich im Krankenwagen, während die Polizei mein Fahrrad in ihr Auto lädt.

Die Rettungssanitäter stellen mir viele Fragen, und natürlich erkundigen sie sich auch nach vorhandenen Erkrankungen. Also oute ich mich als Defi-Trägerin und erzähle von Bob.

In den Gesichtern der medizinischen Fachkräfte erkenne ich großes Erstaunen: »Sie sehen ja gar nicht aus, als ob Sie einen Defi brauchen.«

Ich frage mich, wie wohl jemand aussehen sollte, um in diese Schublade zu passen? Ich kenne Männer und Frauen, Kinder und Jugendliche in allen Altersklassen und aus allen Ecken der Welt. Sie sind dick und dünn, lebenslustig und verbittert. Sie sind so unterschiedlich, wie Menschen es eben sind. Nur eines haben sie alle gemeinsam: einen implantierten Defibrillator.

Da ich weiß, dass die Sanitäter nur nett sein und ein wenig mit mir plaudern wollen, gebe ich freundlich Auskunft über meine Erkrankung und meine zahlreichen Schockabgaben.

Im Städtischen Klinikum Darmstadt werde ich in die Notaufnahme eingeliefert. Mein rechter Knöchel, meine rechte Hüfte, das rechte Knie sowie die rechte Hand schmerzen. Meine Radhose und eine meiner Socken haben ein Loch, der Helm ist zerkratzt. Auch mein schöner neuer Herzfrequenzmesser hat einige Schrammen abbekommen. Ich werde unruhig, denn es wäre eine Katastrophe für mich, wenn ich ernsthaft verletzt wäre. Nicht jetzt, so kurz vor dem Ironman.

Ungefähr zwei Stunden und ein paar Röntgenbilder später sind die Diagnosen schon fast erfreulich: Prellungen und Stauchungen in Hand, Hüfte, Knie und Sprunggelenk. Damit ist der Ironman nicht gefährdet. Aber mir wird wieder einmal bewusst, wie schnell etwas vorbei sein kann. Innerhalb von Sekunden können Träume platzen oder auch Leben enden.

Das Röntgenbild meines rechten Handgelenks hat den Arzt zum Staunen gebracht. Es zeigt einen noch nicht vollkommen abgeheilten Splitterbruch. Den habe ich mir wohl bei meinem letzten Sturz vom Rad vor ein paar Wochen zugezogen. Der Arzt kann kaum glauben, dass ich diese Verletzung nicht habe behandeln lassen. Aber ich kann manchmal eben ziemlich hart und rücksichtslos sein – vor allem gegen mich selbst.

Der Splitterbruch bleibt auch zu diesem Zeitpunkt unbehandelt, denn die Splitter lösen sich anscheinend von selbst auf. Es ist eine langwierige Sache, die mir sicher noch längere Zeit Probleme bereiten wird. Aber ich bin zuversichtlich, denn ich habe seit dem ersten Sturz ganz normal weitertrainiert, und die Schmerzen waren für mich absolut erträglich.

Ich hatte also wieder einmal Glück im Unglück. Als meine Freundin Nele mich aus der Klinik abholt, habe ich lediglich drei Salbenverbände, eine nicht beendete Radtrainingseinheit und einen Schreck in den Knochen vorzuweisen.

Als Harald nach Hause kommt, fahren wir zur Polizeistation nach Pfungstadt, um mein Fahrrad abzuholen. Schließlich möchte ich wissen, was daran alles kaputt ist. Oberflächlich betrachtet sieht das Rad gut aus. Wir bringen die Kette wieder an, biegen das Schaltauge zurecht, und Harald dreht ein paar Proberunden. Bis auf ein paar kleine Haker beim Hochschalten scheint alles zu funktionieren.

Am darauffolgenden Donnerstag fahre ich gemeinsam mit Harald in mein zweites Trainingslager, wieder zu Haralds Mama in Gladbeck. Ich bin fit – bis auf ein paar Schürfwunden und blaue Flecken.

Bob verhält sich ruhig, und ich möchte nicht an ihn denken – aus Angst, ich könne ihn in seiner Ruhephase stören. Ich weiß, dass ich mein Leben diesem kleinen Wunderwerk der Technik schon oft zu verdanken hatte, aber es ist auch sehr angenehm, ihn mal nicht in Aktion zu erleben.

Diesmal verbringe ich elf Tage in Gladbeck. Harald ist die ersten vier Tage dabei, doch wir trainieren nicht zusammen. Ich ziehe mein Ding durch, stur nach Trainingsplan.

Leider ist das Wetter alles andere als gut – und das Mitte Mai. Es regnet, es ist trüb, es ist kalt. Die langen Radausfahrten werden zu wahren Wasserschlachten, und die Schwimmeinheiten im Freibad verursachen ein Gänsehautfeeling. Aber ich lasse keine einzige Trainingseinheit ausfallen. Das Wetter macht mir keinen Strich durch die Rechnung.

Als ich nach Darmstadt zurückkehre, sind es noch achtundvierzig Tage bis zum Ironman. Ich schwanke zwischen Vorfreude und Panik.

Mein Trainer Ralf ist damit beschäftigt, mir die Ängste zu nehmen, die mich sogar nachts verfolgen. Ich träume von einer Sturmflut im Wörthersee, die mich verschluckt, und davon, dass ich mich auf der Radstrecke verfahre. Solche Träume lassen mich im Dunkeln oft hochschrecken. In diesen Momenten stelle ich mir die Frage, ob ich den Ironman für mein großes Buch der Erinnerungen wirklich brauche. Und ich frage mich, ob ich dieses sportliche Ereignis nicht völlig überbewerte. Mein Verstand sagt mir, dass ich das Schicksal eigentlich nicht mit verrückten Aktivitäten wie der Teilnahme an diesem Wettkampf herausfordern sollte. Schließlich kann ich froh sein, dass ich überhaupt noch lebe. Aber meine Seele möchte nichts mehr, als am Ironman teilzunehmen.

Vierzehn Tage vor dem Ironman steht ein letzter Wettkampf an. Harald und ich starten bei einem kleinen Lauf über zehn Kilometer. Die Sonne scheint, und die Strecke führt durch einen Wald. In einer neuen Bestzeit, knapp über einundfünfzig Minuten, erreiche ich die Ziellinie, wo Harald bereits auf mich wartet. Ich bin rundum zufrieden und sehe optimistisch in die Zukunft.

Die kommende Woche steht im Zeichen der Regeneration. Aus diesem Grund habe ich Zeit, mich um die Wettkampfausrüstung zu kümmern.

Welches Oberteil und welche Hose trage ich beim Laufen und Radfahren? Welchen Badeanzug ziehe ich unter dem Neoprenanzug an? Welche Sonnenbrille passt? Welche Mütze? Es soll ja nicht nur bequem sein, sondern auch gut aussehen. Da bin ich in diesem Fall ein klein wenig eitel. Ich stimme sogar die Socken farblich auf mein Outfit ab. Das ist albern, aber macht mir Freude und motiviert mich.

Neun Tage vor dem Wettkampf bringe ich mein Fahrrad in eine Werkstatt, damit noch mal alles überprüft wird.

Als ich das Rad abends abhole und eine kleine Runde drehe, stimmt überhaupt nichts mehr. Die Schaltung hakt und hängt. Die Bremsen schleifen. Haralds und meine verzweifelten Versuche, das Rad gangbar zu machen, scheitern kläglich.

In Tränen aufgelöst sitze ich da, bis Harald eine zündende Idee hat. Er ruft Jörg, den Besitzer der Bikeschmiede in Offenbach, an, den er durch seinen Job kennt. Wir verabreden uns für den nächsten Morgen bei ihm im Laden.

In der Bikeschmiede kümmern sich gleich drei nette Jungs um meinen fahrbaren Untersatz. Das Rad ist gute zehn Jahre alt und ein Modell in der Größe sechsundzwanzig Zoll. Mit einem solchen Rad fährt fast niemand mehr in der Triathlonszene. Doch das ist nicht das Hauptproblem: In der anderen Werkstatt wurde ein falsches Schaltauge montiert, und die Teile sind so verbogen, dass die Jungs der Bikeschmiede sie auf die Schnelle nicht reparieren können. Zudem hat Jörg die notwenigen Ersatzteile nicht auf Lager. Eines ist klar: Mit meinem Rad kann ich den Ironman nicht bestreiten.

Meine Nerven versagen komplett, und ich sitze total verzweifelt vor dem Laden auf einer Treppe und weine. Ich habe kein Geld, um mir ein neues Rad zu kaufen – und selbst wenn, dann müsste ich mich erst daran gewöhnen.

Harald sagt nichts zu meinem Nervenzusammenbruch, aber er handelt. Gemeinsam mit Jörg bringt er ein mattschwarzes Fahrrad von Cube vor die Tür und meint: »Probier das mal, das müsste dir passen!«

Ich schwinge mich auf den Drahtesel und drehe, immer noch blind vor Tränen, ein paar Runden. Das Rad ist okay, ich kann gut damit fahren. Aber das ändert nichts an der

Tatsache, dass ich kein Geld habe, um das Rad zu bezahlen. Doch manchmal geschehen eben Wunder: Jörg gibt mir das Rad für den Ironman einfach so mit. Ich bin sprachlos über so viel Menschlichkeit.

Mein altes Rad bleibt in der Bikeschmiede, und ich schaue zum Abschied noch auf den Tacho: 2626 Kilometer habe ich dieses Jahr auf diesem Rad trainiert. Jetzt wird der Tacho auf Null zurückgesetzt, denn er kommt an das neue Rad. Alles neu – nur acht Tage vor dem Ironman.

Ralf sieht das Ganze gelassen, doch leider kann ich seine Gelassenheit nicht teilen. Die lockeren Radausfahrten vor unserer Abreise nach Kärnten werden zur Zerreißprobe, denn alles fühlt sich fremd und ungewohnt an. Aber ich kann es nicht ändern. Und wenn ich seit Beginn meiner Erkrankung eines gelernt habe, dann ist es, die Dinge zu nehmen, wie sie kommen – jedenfalls, wenn man sie nicht ändern kann.

Am 4. Juli ist es endlich so weit. Harald, Andy – ein Freund, der mitreist und sich bereit erklärt hat, Fotos zu machen – und ich fahren los in Richtung Klagenfurt. Ironman, ich komme! Ich bin fast schon hysterisch, gefangen zwischen Angst und Zweifeln und völliger Euphorie.

Keine Ahnung, wie Harald die lange Fahrt mit mir aushält, denn ich rede in einer Tour vom Wettkampf. Wahrscheinlich schaltet er innerlich ab und nickt ab und an freundlich, ohne richtig zuzuhören. Das ist sicher die einzige Möglichkeit, mich zu ertragen.

Als wir in unserer Ferienwohnung ankommen, gießt es wie aus Kübeln, und es ist kalt. Da sich die Wohnung unter dem Dach befindet, müssen wir einige Male die Treppen rauf- und runtersteigen, bis wir das viele Gepäck endlich komplett im Zimmer haben. Meine Knie schmerzen vom

Treppenlaufen, und ich friere. Ich sitze vor meinem neuen Rad und fühle mich klein und schlecht.

Doch ich kann mich nicht lange dem Selbstmitleid hingeben. Auf dem Plan steht noch eine kurze Laufeinheit zum Akklimatisieren. Ich trabe los, Berg hoch, hinein in den Wald. Inzwischen nieselt es nur noch, aber Nebelschwaden kriechen mir durch Mark und Bein. Am Horizont sehe ich schneebedeckte Berge. Ich fröstle in meiner Regenjacke und bekomme kaum Luft. Mein Herz schlägt Saltos; ich komme mit der Höhe nicht zurecht. Wir befinden uns hier auf rund 450 Höhenmetern. Das ist eigentlich nicht wirklich hoch, aber zu weit oben für meinen geregelten Herzrhythmus. Tränenüberströmt kehre ich nach dreißig Minuten in die Wohnung zurück.

Dort warten schon Harald und Andy. Die beiden reagieren wie echte Männer: Sie ignorieren meine schlechte Stimmung und versuchen, möglichst normal mit mir umzugehen und mich mit leckerem Essen zu verwöhnen. Bald schon geht es mir wieder besser.

Am nächsten Morgen machen Andy und ich uns auf, um die Radstrecke mit dem Auto abzufahren. Im Gepäck haben wir mein Rad, denn ich will den berühmt-berüchtigten Rupertiberg einmal vor dem Wettkampf hochfahren, damit ich weiß, was da auf mich zukommt.

Zunächst umrunden wir den Wörthersee, direkt auf der Uferstraße. Dann geht es einen sehr steilen Berg hinauf zum Faaker See. Der Anblick, der sich uns dort bietet, wird mich beim Wettkampf sicher für all die Anstrengungen entschädigen, die zu diesem Zeitpunkt schon hinter mir liegen werden. Wir halten an und genießen den Augenblick an dem tiefblauen See. Mitten im See ist eine kleine Insel, auf der in riesigen Buchstaben »Ironman« steht. Das ist ein echter Gänsehautmoment.

Andy und ich fahren mit dem Auto weiter in Richtung Rupertiberg. Einen Kilometer vor dem Anstieg steige ich aus dem Auto aus, setze ich mich auf mein Rad und bezwinge den Berg. Er ist hart und lang – zweifellos –, aber ich habe bestens trainiert, und das macht sich jetzt bezahlt. Es beruhigt mich, wie ich den Anstieg bewältige. Die Zweifel bezüglich des Wettkampfs schwinden, und ich bin gut gelaunt, als wir das Rad wieder in den Kofferraum laden und ich mich ins Auto setze.

Nachmittags fahren Harald, Andy und ich zum ersten Mal zum Start-Ziel-Bereich, um meine Startunterlagen abzuholen. Ich bin glücklich, als ich mein Starter-Package in den Händen halte und das Armbändchen an meinem Handgelenk baumelt. Dieses Armband ist sozusagen die Eintrittskarte für die Athleten. Stolz betrachte ich das orangefarbene Band mit dem Ironman-Logo und der Aufschrift »althlete«. Jetzt ist es so weit: Ich bin dabei, beim Ironman Austria.

Bei unserer Rückkehr in die Ferienwohnung treffen wir Kerstin und Alex, die gerade ankommen. Mit ihnen teilen Harald und ich uns die Ferienwohnung, während Andy sich ein extra Zimmer gemietet hat.

Als wir abends alle zusammen am Tisch sitzen und Steak und Kartoffeln essen, bin ich wieder voller Zweifel, müde und schlapp.

In der Nacht finde ich fast keinen Schlaf, wälze mich hin und her und sehne den Wettkampftag herbei. Die Anspannung wird immer größer. Und ich habe Angst, dass Bob sich doch noch meldet. Mein Körper hat sich zwar gut an die Höhe gewöhnt, aber mein Herz schlägt doch immer wieder nicht ganz so, wie es sollte.

Freitagmorgen fahren Harald und ich nach einem kleinen Frühstück zum Start-Bereich. Im Gepäck habe ich den Neoprenanzug, denn ich möchte im Wörthersee schwimmen. Am See tummeln sich fast nur Athleten. Ich sehe die gebräunten, gestählten Körper und wie sie sich locker, geschmeidig und in einem enormen Tempo im Wasser vorwärtsbewegen. Im Vergleich mit ihnen fühle ich mich bleich, unförmig und lahm. Aber das Wasser lässt mich das alles vergessen. Es ist glasklar und angenehm warm. Allein das Schwimmen an sich fällt mir schwer, denn mein Herz gerät erneut aus dem Takt. Als ich wieder an Land bin, versuche ich, nicht weiter darüber nachzudenken, und genieße den Sonnenschein.

Nachmittags treffen Ralf und seine Frau Inés bei uns im Haus ein. Ich freue mich, dass sie da sind, denn es ist mir sehr wichtig, Ralf bei dem großen Wettkampf vor Ort zu haben.

Vor der großen Pastaparty verwandeln Kerstin und Inés mich dank ihrer Schmink- und Frisurenkenntnisse in eine – wie ich finde – sehr coole Triathletin. Selbstbewusst mache ich mich gemeinsam mit Harald und Andy zur Party auf. Das Zelt ist voll, das Essen und die Getränke reichlich und gut.

Während des Essens läuft ein Film vom letzten Ironman Austria. Die Bilder motivieren mich bis in die Haarspitzen. Ich erinnere mich nicht, in meinem Leben etwas so sehr herbeigesehnt zu haben wie diesen Wettkampf.

In der folgenden Nacht schlafe ich erstaunlich gut, auch wenn ich ein weiteres Mal davon träume, dass ich mich mit dem Rad verfahre.

Der Countdown läuft: Mit den ersten Sonnenstrahlen des frühen Morgens bin ich wach und schwinge mich für eine letzte Bewegungseinheit eine halbe Stunde lang auf mein Fahrrad. Die Knie schmerzen, und ich friere. Aber mein Rad ist perfekt, die Bremsen greifen, die Schaltung läuft wie Butter.

Danach fahren Harald und ich zur obligatorischen Wettkampfbesprechung. Meine innere Unruhe wird zum Nervenflattern. Ich kann der Besprechung kaum folgen, weil meine Gedanken um das Rennen kreisen.

Bei der Rückkehr in unsere Pension stellen wir fest, dass auch Kathrin inzwischen da ist. Sie ist von der Firma Guidant, die Bob und auch Ted gebaut hat. Die Firma hat beschlossen, mein Unternehmen Ironman zu unterstützen. Ich kenne Kathrin schon eine Weile und freue mich, dass sie als moralische Stütze vor Ort ist.

Gemeinsam mit Kerstin packe ich meine Wechselbeutel, einen fürs Rad und einen fürs Laufen. Der wird vor dem Rennen in der sogenannten Wechselzone deponiert. Wir überprüfen noch mal, ob ich Werkzeug und Ersatzteile am Rad habe, und stecken die Energie-Gels in die Oberrohrtasche. Die Startnummern werden am Helm, am Rad und am Startnummernband angebracht.

Bestens gerüstet für den Check-in machen Harald, Kathrin, Andy und ich uns auf den Weg nach Klagenfurt. Dort angekommen, suche ich die Wechselzone auf, lasse Rad und Wechselbeutel an den dafür vorgesehenen Plätzen und versuche mir einzuprägen, wo diese sind.

Eine Mischung aus Panik und Vorfreude verursacht kurzzeitig einen dicken Kloß in meinem Hals, aber als ich die Wechselzone verlasse, fühle ich mich befreit. Ich weiß, dass ich jetzt nichts mehr tun kann. Es wird alles kommen, wie es kommen soll.

In der Ferienwohnung hat Kerstin Kartoffeln für mich gekocht. Alle anderen gehen zum Abendessen in ein kleines Restaurant am See, aber ich will und muss alleine sein.

Als ich dann bei Kartoffeln, Hüttenkäse und Wasser dasitze, kommen erneut Zweifel in mir hoch. Ich frage mich, ob ich mit dem Unternehmen Ironman nicht das Schicksal herausfordere. Doch es gibt kein Zurück mehr. Ich habe noch nie gekniffen und werde es auch diesmal nicht tun.

Ted liegt vor mir auf dem Tisch, er ist mein Talisman. Ich halte die kleine Metallkiste in der Hand und mir wird einmal mehr bewusst, was für ein riesiges Glück ich schon so oft hatte. Ohne dieses kleine Gerät hätte ich nicht einmal mehr die Chance, am Ironman teilzunehmen, denn ich wäre schon längst tot.

Am 8. Juli 2007 um drei Uhr dreißig erlöst mich mein Wecker. Ich fühle mich gerädert. Die letzte Nacht habe ich mich zum größten Teil schlaflos im Bett hin und her gewälzt. Doch heute ist mein Tag, heute ist Ironman.

Mein Frühstück besteht aus Tee, Wasser, einer Banane, einem Honigbrötchen, einem Blitzlichtgewitter aus Andys Kamera, einer Kerstin, die mir vier tolle Zöpfe flicht, und den anderen müden Gestalten des Unternehmens Ironman. Auf dem Tisch liegt Ted.

In meinen Ohren dröhnt der MP3-Player – in einer Endlos-Schleife läuft *Stück vom Himmel* von Herbert Grönemeyer –, denn ich möchte an diesem Morgen nichts von dem mitbekommen, was um mich herum geschieht, sondern mich nur auf mich selbst konzentrieren.

Als ich in der Wechselzone ankomme, herrscht dort schon rege Betriebsamkeit. Dabei ist es erst kurz nach fünf Uhr.

Ich bin sehr angespannt, aber irgendwie auch voller Vorfreude. Ich bin mir sicher, dass Bob den Wettkampftag nicht durchkreuzen wird und ich heute Abend eine Ironlady sein werde.

Bei der Vorbereitung für den Start überprüfe ich unter anderem den Reifendruck und stelle entsetzt fest, dass mein Hinterreifen komplett platt ist. Aufpumpen hilft nicht. Ich fange an zu schwitzen, und mein Herz rast.

Dann erinnere ich mich an die Wettkampfbesprechung, bei der gesagt wurde, dass nicht nur auf der Strecke, sondern auch morgens in der Wechselzone ein Bikeservice unterwegs sei. Ich schnappe mein Rad und suche die Jungs vom Radservice. Obwohl sie erstaunlich viel zu tun haben, reparieren sie innerhalb von fünf Minuten mein Rad. Ich bin überaus dankbar für diesen spitzenmäßigen Service.

Leider hat die Aktion nicht nur Nerven, sondern auch Zeit gekostet. Es sind nur noch vierzig Minuten bis zum Start, als ich die Wechselzone verlasse, um mich allmählich in Richtung Schwimmstart aufzumachen.

Um sieben Uhr fällt endlich der Startschuss zum Kärnten Ironman Austria 2007. Gemeinsam mit ungefähr 2200 Athleten mache ich mich auf den Weg, der sicher alles von mir abverlangen wird. 226 Kilometer werde ich am Ende des Tages hinter mich gebracht haben – wenn alles gut geht.

Da ich – entsprechend meinem Leistungsniveau – recht weit hinten starte, habe ich mit den Rangeleien, die vor mir im Wasser stattfinden, glücklicherweise nichts zu tun. Ich brauche ungefähr fünf Minuten, bis ich meinen Rhythmus finde, und fange danach regelrecht an, mich zu entspannen. Ich fühle mich wohl und bin voller positiver Energien. Die Sonne verwandelt den Wörthersee in ein glitzerndes Schwimmbecken. Die Wassertemperatur ist genau richtig, nicht zu warm und nicht zu kalt. Das Schwimmen wird zum Genuss.

Ralf hat mir eingebläut, den Wettkampf langsam anzugehen. Das bedeutet Schwimmen ohne Hektik und mit niedriger Herzfrequenz, um Kräfte zu sparen.

Nach dreitausend Metern biege ich vom See in einen achthundert Meter langen Kanal ein. Dieser ist so schmal, dass man die Zuschauer am Ufer anfassen könnte. Zum Abklatschen habe ich leider keine Zeit, aber ich sehe Harald, Kathrin und Axel – einen alten Bekannten aus dem Schwarzwald – am Rand stehen. Ich winke und rufe; das ist zwar auch nicht gerade Kräfte sparend, aber ich freue mich einfach. Über das Wetter, über das Wasser, über die bekannten Gesichter und darüber, dass der Ausstieg schon in Sichtweite ist.

Als ich das Wasser verlasse, sehe ich auf meiner Uhr, dass ich eine Stunde und neunundzwanzig Minuten unterwegs war. Damit liege ich perfekt im Zeitplan. Ein kleines Lächeln huscht über mein Gesicht.

In der Wechselzone ist es relativ leer, denn das Gros der Athleten ist schon auf der Radstrecke unterwegs. Aufgrund dessen habe ich keine Schwierigkeiten, mein Rad zu finden und schiebe es ohne Hektik aus der Wechselzone heraus.

Die ersten Kilometer auf dem Rad fröstle ich, und mein Atem geht schwer. Aber ich genieße den Ausblick auf den Wörthersee in dem Bewusstsein, dass ich ihn heute schon bezwungen habe.

Als mein Tacho zehn Kilometer anzeigt, habe ich meinen Tritt gefunden und fange an zu essen und zu trinken. Die Räder drehen sich wie von selbst, und es geht mir richtig gut.

Am ersten Anstieg zum Faaker See kann ich sogar ein paar Athleten überholen. Das motiviert.

Mein Weg führt mich vorbei an Kühen, Pferden und Schafen. Es geht auf und ab. Fast immer liegt ein grandioses Panorama vor mir. So bringe ich Kilometer um Kilometer hinter mich.

Als ich den Rupertiberg erreiche, höre ich den Song *We are the champions* von Queen und den Sprecher, der uns Athleten unermüdlich anfeuert. Es wäre wohl vermessen zu sagen, dass es Spaß macht, diesen Berg hinaufzufahren, aber die Gänsehautstimmung entschädigt für die brennenden Oberschenkel.

Als ich nach neunzig Kilometern den Wendepunkt erreiche und in die zweite Runde starte, stehen sie alle da und schreien sich die Seele aus dem Leib: Harald mit Ted, Ralf, Inés, Kathrin, Alex, Kerstin und Andy mit der Kamera.

Ich liege voll im Zeitplan.

Inzwischen ist es warm geworden, und die Sonne scheint von einem wolkenlosen Himmel. So habe ich mir den Ironman vorgestellt – falls man sich so etwas überhaupt vorstellen kann. Meine Stimmung steigt mit jedem Kilometer, den ich hinter mich bringe. Wenn ich das Radfahren pannen- und unfallfrei überstehe, werde ich heute Abend die Ziellinie erreichen.

Als ich den Rupertiberg zum zweiten Mal bezwinge, bekomme ich nur schwer Luft, und meine Herzfrequenz ist gefährlich hoch.

Der Sprecher muntert mich auf: »Gut siehst du aus, Ironlady!« Trotz aller Anstrengung muss ich lächeln.

Dann erreiche ich die Spitze des Bergs.

Beim Einfahren in die Wechselzone plagen mich Magenkrämpfe. Aber als ich sehe, dass ich auf dem Rad sieben Stunden und sechsundzwanzig Minuten benötigt habe, ertrage ich diese leichter.

Ich liege über meinem Zeitplan!

Zum Umziehen für den abschließenden Marathonlauf lasse ich mir Zeit. Dann mache ich mich mit einem wackeligen Schlappschritt auf den Weg. Schon auf den ersten Metern werde ich von Harald, Ralf, Inés, Kathrin und Andy angefeuert. Das tut gut. Kaum einen Kilometer weiter winken mir Kerstin und Alex zu. Ich ringe mir ein Lächeln ab.

Der Himmel ist wolkenverhangen, und in der Ferne höre ich Donner grollen. Ich habe schreckliche Angst vor Gewittern, denn ich habe als Kind in den Bergen schlechte Erfahrungen damit gemacht. Aber zum Fürchten habe ich gerade weder Zeit noch Nerven.

Ich konzentriere mich darauf, möglichst energiesparend zu laufen und versuche trotz Magen-Darm-Problemen zu essen und zu trinken. Ohne Nahrungs- und Flüssigkeitsaufnahme werde ich das Ziel nämlich nicht erreichen.

Die Luft ist schwül, die Sonne sinkt, und ich friere. Den Oberkörper weit nach vorne gebeugt, die Mütze tief ins Gesicht gezogen, schlurfe ich vor mich hin.

Immer wieder tauchen meine lieben Begleiter auf und feuern mich an. Die Laufstrecke hat zwei Wendepunkte, und daher können sie mich ohne viel Aufwand immer wieder sehen.

Ab Kilometer achtzehn kann ich nur noch gehen. Mein Körper ist ausgelaugt. Aber ich quäle mich weiter vorwärts. Ich spreche im Geist mit mir selbst und sage mir immer wieder: »Du schaffst das!«

Als ich Kilometer vierunddreißig erreiche, ist es schon dunkel, und Fackeln erleuchten den Weg. Die Atmosphäre ist toll, und ich sauge sie trotz aller Widrigkeiten in mir auf.

Inzwischen muss ich richtig mit mir kämpfen. Meine Arme werden taub, die Lippen blau, und mir ist schwindelig. Das Herz tanzt. Ich habe Angst und bin wütend. Ich bete, ich schimpfe, ich gebe alles.

Die Dunkelheit verschluckt mich, denn es sind seit dem Start heute Morgen schon vierzehn Stunden vergangen. Auf der Strecke sind nicht mehr viele Athleten. Ich werde immer langsamer, aber ich komme vorwärts.

Was hat Ralf gestern noch gesagt? Fünfzig Prozent eines Ironman-Wettkampfs werden im Kopf entschieden. Ich habe zu dem Zeitpunkt das Gefühl, dass nur noch mein Kopf, meine Willenskraft und mein Kampfgeist mich vorantreiben. Ich habe Angst davor, ins Ziel zu kommen, völlig übertrieben zu haben und zu sterben. Im Dunkeln lauert er, der Tod. Aber ich laufe ihm wieder einmal davon – zwar langsam, aber stetig, Schritt für Schritt.

Als ich die Kilometermarke einundvierzig erreiche, sausen die Endorphine so gewaltig durch meinen Körper, dass ich plötzlich aufrecht rennen kann.

Mit einem Lachen auf dem Gesicht klatsche ich Ralf ab, der an der Strecke steht, mich anfeuert und mir zuruft: »Genieß es! Es ist ganz allein dein Moment!«

Die letzten Meter führen mich an der Uferpromenade entlang. Mein Blick schweift kurz auf den dunklen See, der im Mondschein glitzert.

Dann biege ich um die Ecke und sehe das große rote Logo des Ironman.

Auf einem blauen Teppich genieße ich jede Sekunde, während mir das Publikum von der gut gefüllten Zuschauertribüne aus zujubelt.

Ich durchlaufe den Zielbogen.

Geschafft! 226 Kilometer in fünfzehn Stunden und genau zwanzig Minuten.

Meine Begleiter freuen sich mit mir und gratulieren mir zu dem erfolgreichen Wettkampf. Danach machen sie sich aber relativ schnell aus dem Staub, damit ich meinen Erfolg mit Harald genießen kann.

Das Feuerwerk zur Feier aller Finisher des Ironman-Triathlons, das ich mir gemeinsam mit Harald ansehe, malt buntes Glück in den Nachthimmel. Ich bin frei und glücklich und stolz. Ich bin eine Ironlady – und niemand kann mir das nehmen!

Mit der Finisher-Medaille auf dem Nachttisch schlafe ich in der folgenden Nacht tief und fest, und am nächsten Morgen geht es mir dank der Endorphine in meinem Körper bestens. Ein wenig Muskelkater in den Beinen, ein wenig Sonnenbrand auf den Schultern, ein riesengroßes Lächeln im Gesicht und ein Finisher-Shirt – das bin ich, die Ironlady.

Alle Strapazen, Ängste und Entbehrungen haben sich mehr als gelohnt. Mich durchströmen Gefühle des Glücks, die ich nicht beschreiben kann. Ich habe das Unmögliche möglich gemacht.

Wie war das noch? Wer nicht vom Fliegen träumt, dem wachsen keine Flügel …

Warten auf Och

Nach dem Wettkampf trainiere ich regelmäßig weiter. Ich schwimme, radle und laufe – zwar ohne Plan, aber ich weiß, es tut mir gut.

Bei jeder sportlichen Aktivität habe ich ein tolles Kopfkino: meine Teilnahme am Ironman. Wenn ich mich daran zurückerinnere, überkommt mich jedes Mal ein klein wenig »Ironlady feeling«. Dann läuft ein kalter Schauer über meinen Rücken, und ich fühle mich, als ob ich in genau diesem Moment die Ziellinie überquere. Dieser Wettkampf hat seinen festen Platz in meinem Buch der Erinnerungen.

Es ist, als wäre ich durch das Unternehmen Ironman in Hochform. Ich fühle mich bestens, und Bob gibt keinen einzigen Stromstoß von sich.

Mein metallischer Freund soll demnächst durch einen anderen ersetzt werden, denn seine Batterie ist recht schwach.

Mein neues Aggregat wird noch flacher sein als Bob. Das finde ich super, denn ich bin ums Schlüsselbein herum relativ knochig, und je kleiner das Gerät ist, desto mehr Bewegungsfreiheit habe ich. Ganz davon abgesehen ist es für mich auch netter, wenn die merkwürdige Beule oberhalb meines linken Schlüsselbeins nicht gar so groß ist.

Dank meiner guten Kontakte zur Firma Boston Scientific – wie die Firma Guidant inzwischen heißt – bekomme ich alle technischen Details schon im Vorfeld mitgeteilt. Das Gerät reagiert schneller und gibt zehn Joule mehr an Energie ab. Davon verspreche ich mir einiges: weniger Sauerstoffmangel und – damit verbunden – schnellere Regeneration. Aber der Teligen – so heißt das neue Gerät – wird erst Ende des Jahres beziehungsweise Anfang 2008 bei mir eingesetzt werden können. Da habe ich noch Zeit für die Namenssuche – und genug Zeit, mich von der Klinik fernzuhalten.

Mitte August sorgt meine Freundin Tina für eine tolle Überraschung. Sie hat spontan beschlossen, mal wieder mit ihrem Wohnwagen an den Titisee zu fahren – und ich darf sie begleiten. Ich freue mich riesig. Mit Tina zu verreisen ist herrlich entspannend. Alles ist völlig unkompliziert und stressfrei, und wir lieben beide die Natur.

Sechs sehr verregnete Tage verbringen Tina, Basti und ich am Titisee. Da keiner von uns aus Zucker ist, stört uns der Regen nur wenig. Wir grillen unter dem Regenschirm, ich laufe auf den Feldberg, wir wandern bei strömendem Regen.

Außerdem lasse ich es mir selbst bei Außentemperaturen um die zwölf Grad und Wassertemperaturen um die siebzehn Grad nicht nehmen, den Neopren-Anzug überzustreifen und eine Runde im See zu schwimmen. Da sind selbst die Enten erstaunt und quaken aufgeregt. Ich glaube, man muss schon ein bisschen verrückt sein, um so etwas zu tun. Aber ich kann nicht tagelang an einem See campen, ohne wenigstens einmal in ihm geschwommen zu sein.

Kaum bin ich zurück in Darmstadt, steht schon die nächste Reise an. Harald und mein Paps starten am kommenden Wochenende beim Duathlon in Zofingen. Beim Duathlon verbindet man zwei Sportarten: Zunächst läuft man, dann steht Radfahren auf dem Plan, bevor man noch mal läuft.

Den Wettkampf möchte ich mir natürlich auf keinen Fall

entgehen lassen. Mit einer winzig kleinen Träne im Augenwinkel feuere ich die beiden an.

Gerne wäre ich auch hier an den Start gegangen, aber der Ironman ist gerade mal sieben Wochen her, und mein Körper – vor allem mein Herz-Kreislauf-System – braucht dringend noch ein Schonprogramm. Und manchmal bin selbst ich kein Dickschädel und höre auf den Rat meiner Ärzte.

Angestachelt vom Duathlon nehme ich Kurs auf ein neues Ziel: den Frankfurt Marathon. Nach Rücksprache mit meinen Ärzten und meinem Trainer Ralf nehme ich mein kontrolliertes Training langsam wieder auf, um an diesem Wettkampf teilzunehmen.

Mit diesem Ziel vor Augen habe ich das Gefühl, dass mein Leben plötzlich aufgewertet wird – und somit auch ich selbst. Ich hadere oft damit, dass ich nicht so viel leiste wie andere Menschen und keinem geregelten Tagesablauf – und damit auch keiner Arbeit – nachgehen kann, weil immer wieder der Herzrhythmus alle Pläne durchkreuzt.

In solchen Momenten fühle ich mich nutzlos und schäme mich. Dann mag ich gar nicht vor die Türe gehen – aus Angst, man könnte mit dem Finger auf mich zeigen und sagen: »Schau mal, da ist wieder die Faule, die Simulantin, die Sozialschmarotzerin!« Oft genug bin ich schon so betitelt worden. Hätte ich die Hunde und den Sport nicht, würde ich mich wahrscheinlich zu Hause verkriechen.

Es fällt mir auch sehr schwer, mich mit Freunden zu treffen, die von ihrer Arbeit, von ihrem Studium, von all ihren Lebensplänen erzählen. Ich bin zwar nicht neidisch, aber im Vergleich mit ihnen fühle ich mich nur immer so klein und als Versagerin, die nichts aus ihrem Leben macht. Gestrandet wie ein Fisch auf dem Trockenen.

Der Trainingsplan für den Marathon lenkt mich von allen negativen Gedanken ab. Einmal mehr ist es der Ausdauersport, der mein Leben bereichert. Und einmal mehr sind auch meine Ärzte der Meinung, dass Sport für mich mehr als nur ein Ventil ist.

Am 28. Oktober starte ich beim Frankfurt Marathon. Ich bin ziemlich entspannt, denn mein großes Finish – das vom Ironman – habe ich ja schon erreicht. Es ist ein gutes Gefühl, so locker an den Start zu gehen. Ein kleines Ziel habe ich mir trotzdem gesetzt: Ich würde gerne eine Zeit von unter vier Stunden und dreißig Minuten laufen.

Nach einem Wettkampf mit Höhen und einer langen Tiefe zwischen Kilometer zweiundzwanzig und neununddreißig erreiche ich nach vier Stunden und neunzehn Minuten den roten Teppich und überquere die Ziellinie.

Harald wartet dort auf mich, und wir sind beide in bester Stimmung.

Von meiner Klinik und der Firma Boston Scientific erhalte ich die Nachricht, dass ich noch bis Februar auf meinen neuen Defi warten muss. Das ist gar nicht so schlecht, denn so kann ich zunächst noch ganz entspannt Weihnachten und Silvester feiern.

Außerdem habe ich noch mehr Zeit, um mir einen Namen für Bobs Nachfolger zu überlegen. Diesmal soll es unbedingt ein Name mit einem tieferen Sinn sein. Mir ist mehr als je zuvor bewusst, dass ich ohne Defi keinen Ironman hätte machen können, weil ich ohne ihn sicherlich nicht mehr am Leben wäre. Der Defi ist eine Art Schutzengel für mich. Mit diesem Gedanken im Hinterkopf finde ich auch den neuen Namen: Och. Och ist ein Sonnenengel, der den Menschen perfekte Gesundheit schenkt und als Engel der Geburt fungiert. Das passt doch perfekt …

Um die Wartezeit auf Och ein wenig zu verkürzen, lenke

ich mich ab und treffe mich mit Freunden im Kino oder zu ausgedehnten Spaziergängen mit den Hunden, oder ich lade sie zum Essen zu Harald und mir ein.

Oder ich nehme ein Schafbad.

Christian hat eine kleine, aber feine Herde mit zwanzig bis dreißig Rhönschafen. Sie sind fast alle menschenbezogen und friedfertig, lassen sich gerne in der zotteligen Wolle kraulen oder mit Leckereien aus der Hand füttern. Manche Lämmer werden auch mit der Flasche großgezogen und scheinen gar nicht zu wissen, dass die Menschen, die ihnen das Fläschchen gegeben haben, keine Schafe sind.

Nicht so schmusig sind die Tiere allerdings, wenn man ihnen an die Wolle will. Schafe scheren ist nicht nur harte Arbeit für die Menschen, sondern auch für die Tiere. Aber es ist ein einzigartiges Gefühl, wenn man abends einen kompletten Anhänger voll mit selbst geschorener Wolle vorweisen kann und die Schafe laut schimpfend, leicht orientierungslos und ziemlich nackig ihren Platz im Leben wieder suchen. Der Geruch der Schafe klebt noch Tage später unter den Fingernägeln. Ein schönes Andenken für mein Buch der Erinnerungen.

Genau wie ein Schafbad. Wenn ich mich einfach nur hinstelle, zwischen all die Schafe, die sich dann an mich randrücken – warm und wollig –, dann ist das unbeschreiblich und sehr entspannend und für mich ein Stück vom Glück.

Och

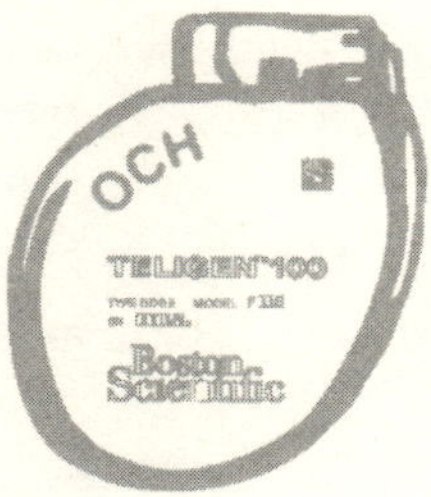

Und was sich nicht ändert, an dem bin ich noch dran
Kleb an den Sternen, bis einer dann fällt

Das Leben ist gerissen, aber nicht jetzt
Es kriegt endlich Flügel, fliegt auf und davon

(zittiert aus »Glück«
von Herbert Grönemeyer)

Von Kliniken und Ärzten

Es ist so weit: Och ist eingetroffen. Ich bekomme das Gerät mit der Seriennummer 186, eines der ersten Geräte, die weltweit implantiert werden. Ich bin stolz, dass ich dieses Privileg habe. So, wie andere Menschen auf einen neuen Computer oder ein topaktuelles Mobiltelefon warten, habe ich auf den Teligen gewartet. Ein kleines Wunderwerk der Technik – und noch so wunderbar lebensrettend dazu.

Mich fasziniert die Technik des Defibrillators immer wieder, obwohl mein technisches Verständnis nicht allzu groß ist. Die Mitarbeiter von Boston Scientific, von denen ich in den letzten Jahren einige kennengelernt habe, erklären mir die technischen Details und beantworten alle meine Fragen.

Es ist gut, viel über den Defibrillator zu wissen, denn das gibt mir das Gefühl von Sicherheit. Schließlich vertraue ich der kleinen Metallkiste mein Leben an.

Ted und Bob haben in den letzten Jahren perfekt gearbeitet, und ich habe keine Zweifel, dass auch Och seine Arbeit einwandfrei machen wird.

Als ich Ende Februar die Kerckhoff-Klinik betrete, ist es, als ob ich nach einer langen Reise wieder nach Hause komme. Obwohl mir die Umgebung so vertraut ist, ist meine Kehle wie zugeschnürt.

Vor der Operation finden die üblichen Untersuchungen und Vorbereitungen statt. Glücklicherweise kenne ich auch den Chirurgen bereits. Es ist ein beruhigendes Gefühl, mein Leben in die Hände eines Menschen zu legen, der mir nicht fremd ist.

Die Operation ist auf den frühen Morgen angesetzt worden, aber der Termin kann nicht eingehalten werden. Um neun Uhr werde ich ein wenig ungeduldig, um elf Uhr habe ich Hunger, um zwölf Uhr bekomme ich Kopfschmerzen, und als ich gegen dreizehn Uhr endlich in Richtung Operationsbereich laufe, ist mir eiskalt, und ich bin nervös und schlecht gelaunt.

Aber das freundliche Team im Operationsbereich nimmt mir mit einer Wärmedecke die Kälte, mit ein paar lustigen Sprüchen die schlechte Laune, und auch die Nervosität lässt spürbar nach.

Ich schlummere weg.

Ich friere unter meinen zwei Decken und möchte gerne aufstehen, weil ich auf die Toilette muss. Meine Sicht ist verschwommen, weil ich keine Kontaktlinsen trage und meine Brille vergessen habe. Ich bin in einer Art Dämmerzustand und wäre gerne wach. Alles in allem bin ich ein jämmerliches, jammerndes Häufchen auf der Wachstation. Auch wenn ich diese schwierige Situation bereits kenne, weil mir die Narkose fast immer heftig aufs Gemüt schlägt, ist es einfach nur schrecklich für mich. Ich habe das Gefühl, als sei ich nicht Herr meiner Sinne, erlitte eine Art Kontrollverlust. Und das zieht mich dann noch weiter runter.

Meine Stimmung bessert sich, als mein Chirurg mir Bob zur Erinnerung in die Hand drückt. Der Arzt erzählt mir, dass es während meiner Operation zugegangen sei wie auf dem Schlachthof, weil meine Blutungen extrem und schlecht zu stoppen gewesen seien. Aus diesem Grund rät er mir, meine Blutgerinnung kontrollieren zu lassen. Obwohl ich noch nicht ganz wach bin, behalte ich seine Worte im Hinterkopf.

Eine Stunde später bin ich wieder in meinem normalen Zimmer. Ich trage schon meine eigenen Klamotten, habe meine Brille auf und war auf der Toilette. Ich bin einfach glücklich, dass ich die Operation hinter mich gebracht habe. Und auch Harald, der mich schon bald besucht, ist froh, mich in einem so guten Zustand vorzufinden.

Wir haben beide die große Hoffnung, dass bis zur nächsten Operation viel Zeit vergeht. Och soll durch eine neu entwickelte Batterie viel länger halten als seine Vorgänger Ted und Bob. Mindestens neun Jahre soll es bis zum nächsten Defi-Wechsel dauern.

Die nächsten beiden Tage in der Kerckhoff-Klinik vergehen schnell. Ich habe dort in den letzten Jahren so viel erlebt und einige der dunkelsten Momente meines Lebens verbracht. Aber nach fast neun Jahren gehören sowohl die Krankheit selbst als auch der Defi und die Klinik einfach zu meinem Leben.

Mit der Zeit verliert alles ein großes Stück des Schreckens, und die Krankheit regiert mein Leben nicht mehr ausschließlich. Ich nehme mir nicht nur Zeit für das Leben vor dem Tod, sondern auch für das Leben mit der Krankheit. Dabei steht deutlich das Leben – und nicht die Krankheit – im Vordergrund.

Am Entlassungstag stehen noch die üblichen Untersuchungen an. Dabei stellt der Stationsarzt ein »Strömungsgeräusch« an der rechten Halsseite fest. Er rät mir, einen Gefäßspezialisten aufzusuchen, damit er mich dahingehend genauer untersuchen kann.

Der Heilungsprozess verläuft gut. Och fühlt sich offensichtlich wohl bei mir – und ich mich mit ihm.

Allerdings habe ich immer wieder mit Schwindelanfällen zu kämpfen und Probleme mit der rechten Hand, die weniger beweglich als die linke und kälter als der Rest des Körpers ist. Das macht mir Sorgen.

Daher vereinbare ich Ende März einen Termin bei einem Facharzt für Angiographie – also einem Gefäßspezialisten –, wie mir der Stationsarzt der Kerckhoff-Klinik empfohlen hat.

In der Praxis angekommen, testet zunächst eine Ärztin, ob in allen Extremitäten der Blutfluss gleichmäßig funktioniert, und schreibt ein EKG.

An diesem Tag ist mein EKG tatsächlich spektakulär, was nicht immer der Fall ist. Die sogenannte QT-Zeit ist bei mir nicht anhaltend verlängert, aber an diesem Tag ist der Komplex extrem breit, und auch die für meinen Gendefekt typische ST-Streckenhebung sieht man auf dem EKG.

Mit dem Ausdruck meines EKGs entschwindet die Ärztin und kehrt wenige Minuten später mit zwei Kollegen im Schlepptau zurück. Sechs Augen starren mich staunend an. In diesem Moment kann ich erahnen, wie sich Tiere im Zoo fühlen müssen.

»Wow, Sie schreiben ja tolle EKGs«, sagt mir einer der Ärzte.

Was soll ich darauf sagen? Ja, super, wenn man einen Gendefekt hat! Oder: Ich weiß, das habe ich die ersten vierunddreißig Jahre meines Lebens geübt, bis ich es endlich so hinbekommen habe. Aber nein, ich schlucke meinen Ärger runter, nicke nur und lasse mich erst einmal zurück ins Wartezimmer bringen.

Als ich zur nächsten Untersuchung – eine Duplex-Sonographie, mit der die Geschwindigkeit des Bluts in den Gefäßen meines Halses gemessen wird – gebeten werde, hat auch dieser Arzt bereits mein EKG gesehen.

»Wahnsinn!«, sagt er mir ins Gesicht.

Wieder fehlen mir die Worte, denn mir fällt zu Wahnsinn nur ein, dass ich bald wahnsinnig werde. Ich komme mir vor wie ein Exot, den man bestaunen kann. Ich fühle mich nicht wie ein Jemand, sondern wie ein Etwas – eine personifizierte EKG-Kurve.

Ansonsten ist der Arzt aber freundlich und kompetent. Er erklärt mir am Monitor, was er bei der Duplex-Sonographie sieht, und stellt den Ton so laut, dass ich einen Eindruck erhalte, was der Arzt der Kerckhoff-Klinik mit Strömungsgeräusch meinte. Für mich hört es sich allerdings eher an wie ein Gewitter.

Danach muss ich wegen weiterer Untersuchungen in die benachbarte Praxis, in der Angiographien gemacht werden, wechseln. Dort ist auch erst mal Warten angesagt. Gut, dass ich Lesematerial, meinen MP3-Player, etwas zu trinken und ein paar Knabbereien dabeihabe. Meine langjährige Erfahrung in Wartezimmern hat mich gelehrt, dass ich diese Notfallausrüstung immer mitnehme.

Als ich dann endlich in das Untersuchungszimmer zur Angiographie gerufen werde, ist es schon spät. Das Prozedere bei einer Angiographie ist dasselbe wie bei einer Katheteruntersuchung des Herzens. Lediglich der Weg, den der Katheter im Körper nimmt, ist ein anderer.

Meine Leiste wird betäubt. Obwohl ich der Ärztin mitteile, dass sie über die rechte Leiste kein Glück haben wird, weil diese durch die zahlreichen Untersuchungen schon total vernarbt ist und es sehr schwer ist, durch das feste Narbengewebe durchzukommen, versucht sie es dort. Sie pikt und pult und wühlt und kommt nicht in das Gefäß.

Völlig entnervt wendet sie sich anschließend der linken Leiste zu und nimmt sich nicht mal die Zeit zu warten, bis die lokale Betäubung wirkt. Das verursacht unangenehme Schmerzen.

Ich greife gedanklich zu meinem Buch der Erinnerungen und nehme ein Stück Hawaii heraus – den Sonnenuntergang und den Sternenhimmel auf dem Mauna Kea –, und so gelingt es mir, ganz ruhig und locker liegen zu bleiben.

Die Ärztin schiebt den Katheter durch meine Leiste, vorbei an der Niere, hoch in den linken Brustbereich. Von dort aus will sie zur rechten Halsseite gelangen, um das Gefäß, das die Strömungsgeräusche von sich gibt, zu untersuchen. Dies gestaltet sich schwieriger als erwartet, da die Elektrode vom Defi den Weg einengt.

Nach ungefähr einer Stunde habe ich die Prozedur überstanden. Ich bekomme riesige Druckverbände an die Leisten gelegt und soll mich anziehen. Ich bin verwirrt. Normalerweise liegt man nach einer solchen Untersuchung mindestens vier Stunden ruhig auf dem Rücken. Zumindest kenne ich das von den Untersuchungen am Herzen so. Als ich noch mal nachhake, ob ich wirklich aufstehen kann, wird dies bestätigt.

Während der Wartezeit auf die Ergebnisse soll ich dann doch in einem kleinen Zimmer liegen. Dort verbringe ich eine lange Weile und komme mir abgeschoben vor. In dem Raum ist es kalt, die Pritsche ist hart, und mir wird noch nicht einmal Wasser angeboten. In dieser Arztpraxis fühle ich mich alles andere als wohl.

Endlich kommt ein Arzt, um die Ergebnisse mit mir zu besprechen. Ich hätte eine arteriovenöse Fistel, teilt er mir mit. Das sei eine Verbindung zwischen einer Arterie und einer Vene, die es im Normalfall nicht gebe. Diese Malformation müsse unbedingt unterbunden werden, auch wenn die Operation keine leichte sei. Weil er eine Fistel in der Art und Größe noch nie gesehen habe, würde er sich gerne der Herausforderung stellen und sie selbst operativ entfernen. In seinem Redefluss merkt er noch an, dass ich wohl zu der Sorte hysterischer Frauen gehöre, da ich über Schwindel klage und das ganz sicher nicht von dieser Gefäßmalformation kommen könne. Anschließend bittet er mich, möglichst schnell zu gehen, da er eigentlich schon lange Feierabend habe.

Ich kann gar nicht glauben, was ich höre. Mir ist unverständlich, wie man als Arzt einem Patienten gegenüber so unsensibel sein kann. Eines hingegen weiß ich: Dieser Mensch fasst mich niemals an, und er schneidet schon gar nicht an meinem Hals und meinen Gefäßen herum.

Still packe ich meine Sachen zusammen und gehe zurück in den Eingangsbereich der nahegelegenen Kerckhoff-Klinik, um auf Harald zu warten, der mich abholt.

Bevor ich mich darum kümmern kann, wie es mit meiner arteriovenösen Fistel weitergeht, muss ich mich erst einmal um Harald kümmern.

Harald, der in meine Fußstapfen treten möchte und sich für seinen ersten Ironman im Juli in der Schweiz vorbereitet, kommt bei seinem Radtraining auf Straßenbahnschienen zu Fall. Dabei trägt er nicht nur Schürfwunden und Prellungen davon, sondern leider auch einen komplizierten Bruch im linken Handgelenk.

Wir finden einen guten Orthopäden, der auch Chirurg ist, und dieser flickt Haralds Handgelenk in einer langen Operation mit vielen Schrauben und Platten wieder zusammen.

Als wir dem Arzt erzählen, dass Harald am Ironman-Wettkampf teilnehmen möchte, macht er Harald Hoffnung. Er sei guter Dinge, Harald bis dahin so fit zu machen, dass er an den Start gehen könne.

Mir wird in dieser Zeit vor Augen geführt, wie viel Unterstützung ich im Alltag von Harald bekomme. Das war mir gar nicht wirklich bewusst. Einerseits ist es natürlich toll, dass ich einen Partner habe, der mich so grandios unterstützt, andererseits merke ich nun extrem, was die Krankheit aus mir gemacht hat und wie viel von meiner Unabhängigkeit und Freiheit ich aufgeben musste.

Glücklicherweise habe ich Freunde wie Nele, Tina, Andy, Stefan und Kirstin, die mir mit den Hunden und auch mit Einkäufen und anderen Dingen helfen. Natürlich bieten auch meine Eltern ihre Hilfe an, aber sie wohnen etwa zweihundert Kilometer entfernt, und daher bin ich froh, wenn sie nicht extra anreisen müssen, um mir zur Seite zu stehen. Es ist jedoch gut zu wissen, dass sie sozusagen immer in den Startlöchern sitzen, falls es hart auf hart kommt. Familie und Freunde sind eben durch nichts zu ersetzen.

Nachdem Haralds Hand einigermaßen geheilt ist, vereinbare ich für Anfang Juni einen Termin wegen meiner arteriovenösen Fistel in der Universitätsklinik Frankfurt. Ich will eine zweite Meinung einholen.

Ich habe meine bisherigen Untersuchungsergebnisse dabei und hoffe, mir damit die eine oder andere Untersuchung und Zeit und Nerven zu sparen.

Es ist heiß, und die Luft im Wartebereich schlecht, aber die Menschen sind freundlich. Schon bei der Anmeldung werde ich mit einem Lächeln begrüßt, und die junge Frau entschuldigt sich bereits im Voraus, dass es einen Notfall gibt und ich deshalb mit einer längeren Wartezeit rechnen muss. Kein Problem für mich und meine Tasche mit der Notfallausrüstung fürs Wartezimmer. Ich vertiefe mich in ein Triathlonmagazin und werde schneller in ein Untersuchungszimmer gebeten, als erwartet.

Die Untersuchungsergebnisse, die ich mitgebracht habe,

sind fast ausnahmslos unbrauchbar oder nicht aussagekräftig. Aus diesem Grund macht die Ärztin eine weitere Duplex-Sonographie von meinem Hals. Diesmal sind die Geräusche sogar noch heftiger als beim ersten Mal. Ein wahrer Gewittersturm tobt in meinem Hals. Das kann auf keinen Fall so bleiben. Außerdem ist sich die Ärztin sicher, dass die eiskalte Hand und der Schwindel auch mit der Fistel in Verbindung stehen.

Die Ärztin rät mir zu einer weiteren Angiographie. Ich bin davon wenig begeistert und will mir das erst mal durch den Kopf gehen lassen. Ich habe wenig Lust, im Sommer in der Klinik zu liegen. Zudem ist Anfang Juli Haralds Ironman in Zürich, und darauf freue ich mich schon sehr, auch wenn ich dort nur als Zuschauerin bin. Daher werde ich die empfohlene Angiographie in den Herbst schieben.

Ende Juni zeigt Och, wie er arbeitet. Ich bin morgens mit den Hunden unterwegs, als ich plötzlich mitten auf einem Gehweg liege, der keine zehn Häuser von unserer Wohnung entfernt ist.

Och gibt zweimal hintereinander seine einundvierzig Joule ab.

Die Hunde springen hektisch um mich und leider auch auf der Straße herum. Ich bin jedoch nicht in der Lage, sie zu rufen oder festzuhalten, da ich nicht aufstehen kann.

Den Blick, der sich mir bietet, vergesse ich nie. Wie eine riesige schmale Schlucht inmitten von Hochhäusern erscheint unsere Straße aus dieser Perspektive. Dabei sind hier nur dreigeschossige Wohnhäuser. Überall sind die Fenster geöffnet, aus denen sich Köpfe recken und neugierig auf mich herabblicken.

Später erfahre ich, dass ich laut geschrien habe: »Hilfe, ich bin tot!« Davon weiß ich allerdings nichts mehr.

Nach einer mir endlos erscheinenden Zeit setze ich mich auf und rufe die Hunde zu mir.

Ein junger Mann kommt angelaufen und fragt, ob er etwas für mich tun könne und ob er einen Krankenwagen rufen soll.

Meine Antwort entspricht dem Sauerstoffmangel in meinem Hirn, denn ich sage doch tatsächlich: »Nein, nein, das ist normal so.«

Der Mann zieht kopfschüttelnd von dannen.

Ich komme irgendwie auf die Beine, sammle die Hunde ein und schleiche in Zeitlupe die rund hundert Meter nach Hause. Die Blicke der neugierigen Fenstergucker verfolgen mich.

Zu Hause bemerke ich ein paar Prellungen am Arm, die ich mir zugezogen habe. Ich bin müde und schlapp. Die Hunde sind verängstigt – genau wie ich.

Ich bin mir nicht sicher, wie lange ich bewusstlos war und was genau passiert ist. Mir fehlt einfach ein Stück meiner Erinnerung.

An diesem Tag nimmt mich die Angst gefangen. Die Angst, dass den Hunden etwas passieren könnte, wenn ich das Sterben übe. Die Angst, mich schlimm zu verletzen, wenn ich ungebremst auf den Asphalt knalle. Die Angst, dass alle Menschen, die heute in meiner Straße auf mich heruntergesehen haben, mich für eine Drogen- oder Alkoholabhängige halten könnten. So ein Angstkarussell habe ich noch nicht erlebt. Meine Psyche ist einfach platt. Im Alltag merke ich das normalerweise nicht, oder ich verdränge es. Aber jetzt erkenne ich, dass meine Lebensgeister doch ziemlich müde sind. Sie sind in den vergangenen neun Jahren auch schwer gefordert worden.

In derselben Nacht bekomme ich noch mal eine von Och gewaffelt.

Doch für Angst und Schwäche ist kein Platz, denn am Wochenende kommt mein Paps angereist, um gemeinsam mit Harald bei seinem ersten Triathlon zu starten. Da muss ich kochen und anfeuern und kann nicht müde und schlapp sein.

Wenn ich eines besonders gut kann, dann ist es tarnen und täuschen. Das hat nichts damit zu tun, dass ich Menschen hinters Licht führen möchte, sondern es ist vielmehr eine Art Selbstschutz. Stärke demonstrieren, wenn ich schwach bin. Tränen gegen ein Lachen tauschen. Immer einen Schritt weiter gehen, niemals auf der Stelle treten. Nur so kann ich mit meiner Krankheit klarkommen.

Harald und mein Paps absolvieren einen tollen Wettkampf, und ich funktioniere nach Plan. Meine Freude beim Zieleinlauf der beiden ist ehrlich und aufrichtig. Das Gute-Laune-Gesicht, das ich den Tag über aufgesetzt habe, ist jedoch eine Maskerade. Eine Maske, die ab und zu notwendig ist, um einfach mit dabei sein zu können. Und es hilft: Meinen Paps und auch Harald so glücklich zu sehen macht auch mich glücklich. Ich vergesse für ein paar Stunden das Sterben und Och.

Am nächsten Tag chauffiert meine Freundin Nele mich in die Kerckhoff-Klinik, die ich in letzter Zeit gemieden habe, weil ich einfach keine Krankenhausluft atmen wollte.

Aber nachdem Och nun dreimal seine Arbeit getan hat, erachte ich es doch für notwendig, nachschauen zu lassen, ob er diese gut gemacht hat. Ich habe zwar eigentlich keine Zweifel daran, aber es dann schwarz auf weiß zu sehen kann nicht schaden.

Ich habe Och zu Recht vertraut. Perfektes Timing, perfekte Arbeit.

Dennoch sind die Ärzte besorgt und wollen mir etwas

Gutes tun. Daher bekomme ich eine Infusion, um den doch sehr geschwächten Körper ein wenig aufzubauen. Nele leistet mir Gesellschaft, während Tröpfchen für Tröpfchen der Flüssigkeit in meinen Körper gelangt.

Es ist schön, dass Nele da ist, denn sie lenkt mich ab, lässt mich vergessen, was ich in den letzten Tagen er- und überlebt habe. Eine solche Freundin zu haben tut wirklich gut.

Aber dann falle ich wieder zurück in ein Loch. Meine Psyche ist sehr mitgenommen. Es fühlt sich zeitweise an, als ob all die Nahtoderlebnisse der letzten neun Jahre geballt in meiner Erinnerung lebendig würden.

Meine Hausärztin hatte mir schon vor längerer Zeit einen Gesprächstherapeuten empfohlen, und dieser Empfehlung folge ich nun. Ich komme mit der Situation langsam nicht mehr klar. Freunde und Familie können mir auch nicht helfen. Ein Profi muss ran. Es ist nicht leicht für mich, mir dies einzugestehen. Es ist ein Eingeständnis von Schwäche, und die zeige ich nicht gerne.

Genauso schwer ist es für mich, dem Therapeuten mein Problem klarzumachen. Er kann auch nicht viel mehr tun als zuhören. Aber das macht er sehr gut.

Eigentlich hatte ich nicht viel von einer Therapie erwartet. Wie soll man ständige Todesnähe therapieren? Welche Tipps soll man jemandem geben, der nicht weiß, ob er überhaupt eine Zukunftsperspektive hat, und der deshalb Angst hat, Pläne zu machen? Aber ich stelle fest, dass mir die Gespräche guttun.

Ich habe eine Erkrankung, mit der ich fast immer klarkomme. Und ich möchte zu keinem Zeitpunkt mein Leben mit demjenigen eines anderen Menschen tauschen. Wenn ich einen Wunsch frei hätte, würde ich gerne für einen Tag aus meinem Körper aussteigen, Urlaub von meinem Ich machen, einen Tag ohne Angst erleben. Das wäre toll. Und ich hätte manchmal gerne mehr Geld, was sich sehr oberflächlich anhört. Aber es wäre einfach toll, wenn ich mir eine Pizza oder einen Kinobesuch oder einen Friseurbesuch gönnen könnte, ohne sofort ein schlechtes Gewissen zu bekommen, weil ich es mir eigentlich nicht leisten kann. Ich würde auch gerne einfach einmal ganz spontan eine Reise in den sonnigen Süden machen. Auch wenn sich das alles sehr materialistisch anhört, ist es normal, solche Wünsche zu haben. In diesem Punkt, so denke ich, unterscheide ich mich überhaupt nicht von allen anderen.

Da Ablenkung immer noch die beste Methode ist, fahre ich mit Harald zum Ironman in die Schweiz.

Bei nur dreizehn Grad und strömendem Regen absolviert er die 226 Kilometer Schwimmen, Radfahren und Laufen. Am Ende des Tages ist er ein Ironman.

Allen Widrigkeiten zum Trotz hat er durchgehalten und sein Ziel erreicht. Der Unfall und der dadurch bedingte Trainingsrückstand und auch das miese Wetter während des Wettkampfes haben seinen Kampfgeist nur verstärkt.

Unser Freund Andy schickt eine Glückwunsch-SMS mit der Anrede: »Hallo, ihr Irons.« Das gefällt uns sehr gut.

Harald und ich sind die Irons: hart und kämpferisch und immer mit der Nase im Wind. Genau das verbindet uns. Nicht nur der Sport an sich ist unser Dreh- und Angelpunkt, sondern auch das, was hinter solchen Ausdauerstrapazen steht. Verzicht, Entbehrung, Schmerz. Aber auch schöne gemeinsame Erinnerungen, ein gutes Gefühl, Stolz.

Das Wochenende in der Schweiz war ganz dem Ironman gewidmet, und ich habe nicht einmal an meine arteriovenöse Fistel oder Och gedacht. Entspannung von mir selbst, eingetaucht in Haralds Wettkampf.

Zurück auf deutschem Boden erwachen die Lebensgeister in Och. Parallel dazu schwinden meine. Ich bin müde und habe einfach keine Lust auf Strom. Aber Och ist eben ein Dickschädel und voll Tatendrang. Rücksicht ist für ihn ein Fremdwort.

Außerdem erhalte ich einen Anruf aus der Universitätsklinik Frankfurt und werde für Anfang August zu einem kurzen stationären Aufenthalt für eine erneute Angiographie einbestellt. Allein der Gedanke daran, ein Krankenhaus von innen zu sehen, verursacht bei mir zwischenzeitlich eine leichte Übelkeit. Ich bin gereizt und stehe unter Strom, ohne dass Och etwas damit zu tun hätte.

Wie gerufen kommt in dieser Situation die Anfrage der Firma Boston Scientific, ob ich nicht Lust hätte, nach Irland zu reisen und mir die Produktionsstätte der Firma, in der unter anderem auch Och gefertigt wurde, anzusehen.

In Rahmen eines sogenannten Quality Day werden jährlich sechs Patienten, die mit Aggregaten von Boston Scientific ausgestattet sind, eingeladen, um ihre Geschichte zu erzählen und den Firmenmitarbeitern so vor Augen zu führen, für wen sie ihre Arbeit tun und wie wichtig diese ist. Das halte ich für eine tolle Idee. Ich kann mir vorstellen, dass es für die Mitarbeiter der Firma sehr interessant und motivierend sein kann, die Menschen persönlich kennenzulernen, die wegen der von ihnen gebauten Defibrillatoren eine verbesserte Lebensqualität haben oder – wie in meinem Fall – überhaupt noch am Leben sind.

Begleitet werde ich bei meiner Reise von Andreas, der für Boston Scientific in Brüssel arbeitet und dem ich schon seit Jahren immer wieder in der Kerckhoff-Klinik begegnet bin.

Ich freue mich, dass gerade ich ausgewählt wurde, um auf die Grüne Insel zu kommen. Außer mir sind nur Patienten aus Irland und England eingeladen. Ich bin also die Einzige vom Festland. Eine Ehre für mich – und gleichzeitig die Chance, einmal nach Irland zu reisen. Irland steht schon lange auf meiner Liste der Orte der Welt, die ich noch gerne sehen möchte.

Auch wenn ich auf dieser Reise Och nicht vergessen kann, weil ich ja letztlich genau wegen ihm hier bin, so sind es doch drei unvergessliche Tage.

Ich bin beeindruckt vom wunderschönen Hotel, tollen Restaurants, unglaublich vielen netten Menschen und einem Land, in dem an jeder Ecke ein Schaf lauert. Ich trinke viel zu viele Guinness. Ich wandere auf grüne Hügel, um eine Aussicht auf noch mehr grüne Hügel und viele Schafe zu haben. Ich lerne die Menschen kennen, die Och zusammengebaut haben, und bestaune die Produktionsstätte.

Wieder eine Reise, die einen Platz in meinem Buch der Erinnerungen erhält. Allmählich muss ich aufpassen, dass ich nicht zu viel dort reinpacke, denn ich weiß, was kommt, wenn es voll ist. Und darauf habe ich noch gar keine Lust. Ich habe noch so viel zu erleben auf der Welt.

An einem wunderschönen Sommertag fahre ich zu meinem Termin zur Angiographie in die Universitätsklinik Frankfurt. Als ich dort eintreffe, ist meine Stimmung unter dem Nullpunkt. Zu viele Ärzte und Kliniken habe ich in den letzten Jahren gesehen. Mein Lächeln gebe ich inzwischen an der Pforte eines Krankenhauses ab. Nicht absichtlich, aber ich fühle mich beengt und leer, sobald ich eine Klinik betrete.

Die neurologische Station, auf der ich untergebracht bin, ist hell und freundlich. Auch mein Zimmer ist sonnendurchflutet und modern und hat einen direkten Zugang zu einem Balkon, von dem aus ich auf einen kleinen Park blicke. Es ist fast schon idyllisch – wenn man vergisst, wo man hier ist.

Ich setze mich in die Sonne – Musik in den Ohren und ein Laufmagazin in der Hand – und harre der Dinge, die da kommen. Geduld habe ich mit all meinen Arztbesuchen und Krankenhausaufenthalten gelernt.

Das Prozedere am Tag vor so einem minimal-invasiven Eingriff kenne ich ja schon. Blutentnahme, Aufklärung über die Risiken der Untersuchung und eine allgemeine Untersuchung. Alles völlig schmerzfrei und unspektakulär. Auch die Angiographie selbst ist ja keine unbekannte Untersuchung. Ich hoffe nur, dass sie dieses Mal besser abläuft als beim letzten Mal.

Meine Untersuchung startet am nächsten Tag um die Mittagszeit. Die Ärztin und ihr Team sind sehr freundlich und machen einen kompetenten Eindruck. Ich fühle mich richtig wohl und gut aufgehoben.

Die Untersuchung wird nicht mit dem Katheter über die Leiste durchgeführt, sondern über die Armbeuge. Für mich ist diese Tatsache ein Geschenk, denn so kann ich die Beine während der Untersuchung bewegen und schon eine Stunde nach deren Ende wieder aufstehen.

Während der Untersuchung dreht die Ärztin den Monitor so, dass ich genau sehen kann, was vor sich geht. Sie erklärt mir, wo sie sich gerade befindet, und zeigt mir meine arteriovenöse Fistel. Die sieht ganz schön groß aus, hat ungefähr die Größe meines Daumens.

Da die Fistel eine Kurzschlussverbindung zwischen einer zuführenden Arterie und einer abführenden Vene ist, fließt Blut direkt von einer Arterie in eine Vene und sorgt somit für eine arterielle Unterversorgung, was in meinem Fall zu Schwindel und zu der niedrigen Temperatur der rechten Hand führt.

Die Ärztin teilt mir mit, dass man Fisteln dieser Größe leider nicht kleben könne. Sie hatte gehofft, diese Methode zur Unterbindung anwenden zu können, denn das hätte sie direkt per Katheter erledigen können.

Nun bleibt mir nichts anderes übrig, als einen Termin in der Gefäßchirurgischen Ambulanz auszumachen, um die Fistel operativ unterbinden zu lassen.

Schneller als mir lieb ist, betrete ich Mitte August erneut das Gelände der Universitätsklinik Frankfurt.

Die Wartezeit in der Gefäßchirurgie zieht sich hin, aber ich bin wieder bestens mit Lesestoff und Musik ausgerüstet.

Als ich in das Untersuchungszimmer gebeten werde, haben die Ärzte meine Unterlagen von der Angiographie bereits vorliegen. Um die Informationen zu vervollständigen, wird noch eine Ultraschallaufnahme gemacht. Dann stecken die Ärzte die Köpfe zusammen und beratschlagen, wie man die Fistel am besten in den Griff bekommt.

Es gibt zwei Methoden, die mir bis dato noch unbekannt sind. Eine Methode ist minimal-invasiv; das bedeutet, die Ärzte gehen mit dem mir schon gut bekannten Katheter über die Leiste zu dem Gefäß und verschließen den Kurzschluss mit kleinen Metallspiralen, sogenannten Coils. Die zweite Methode ist ein chirurgischer Eingriff, bei dem das Gefäß chirurgisch verschlossen wird; das nennt man Ligatur.

In meinem Fall kommt zunächst eigentlich nur letztgenannte Methode infrage, weil die Fistel groß ist und an einer schwierig zu erreichenden Stelle sitzt. Das ist keine gute Nachricht. Sie bedeutet wieder eine Operation, wieder einen Krankenhausaufenthalt und wieder eine Narbe mehr an meinem Körper.

Ich werde zur Blutentnahme geschickt. Das Ergebnis des Bluttests bringt erneut schlechte Nachrichten: Verdacht auf

Willebrand-Jürgens-Syndrom, eine Blutgerinnungsstörung. Nun muss geklärt werden, ob der Verdacht sich bestätigt, bevor meine Fistel operativ entfernt werden kann.

Schon in der nächsten Woche stehe ich wieder in der Frankfurter Uniklinik, diesmal in der Hämophilie-Ambulanz.

Während mir gefühlt literweise Blut entnommen wird, halte ich mit der medizinisch-technischen Assistentin ein Schwätzchen über Hunde.

Das Ergebnis erhalte ich erst ein paar Tage später. Der Verdacht wird bestätigt, ich habe tatsächlich eine Blutgerinnungsstörung.

Ich bin wütend, denn ich brauche nicht noch mehr Baustellen in meinem Körper. Eigentlich bin ich mit meinem Brugada-Brugada-Syndrom vollauf bedient. Aber jede neue Untersuchung scheint ein weiteres Problem zum Vorschein zu bringen. Das zermürbt mich.

Ende August finde ich mich wieder in der Universitätsklinik Frankfurt ein. Diesmal habe ich mein Zimmer im zehnten Stockwerk des Hauptgebäudes. Die Aussicht auf die Skyline von Frankfurt ist toll, aber das Zimmer ist weiß und kahl.

Dass es keinen Fernseher gibt, wusste ich glücklicherweise schon vorher. Harald hat mir einen kleinen tragbaren DVD-Player gekauft, und ich bin sehr froh, das Gerät nun bei mir zu haben. So kann ich mich völlig dem Geschehen auf der Station entziehen. Freunde haben mir DVDs geliehen, und die Jungs von Oomph! haben mir ihre aktuelle CD mit DVD zugeschickt. Harald kennt die Jungs durch seinen Job, und wir waren bei Konzerten schon oft backstage mit dabei. Ich freue mich über die tolle Überraschung. Es sind die kleinen Dinge, die mich im Krankenhaus aufrecht halten und verhindern, dass ich total abdrehe. Zu viel kostbare

Zeit habe ich in Kliniken verbracht, und ich fühle mich wie im Gefängnis.

Auch Haralds Besuche sind immer ein Lichtblick. Am späten Nachmittag kommt er zu mir und bringt ein Plüschtier, Süßigkeiten und Cola mit. Wir reden über alles, nur nicht über die bevorstehende Operation. Glücklicherweise bleibt Harald sogar zum Abendessen. Danach spazieren wir noch gemeinsam den langen Stationsflur auf und ab und schauen in den Sonnenuntergang.

Ich muss an den Frankfurt Marathon im vergangenen Oktober denken und hoffe sehr, dass ich bald wieder dort laufen kann. Durch den Hochhausdschungel, der im Abendlicht aus dem zehnten Stockwerk total beeindruckend aussieht.

Am nächsten Morgen geht es früh für mich los. Ich bin etwas nervös. Zwar habe ich schon einige Operationen hinter mich gebracht, aber jede schreibt ihre eigene Geschichte.

Aufgrund der Blutgerinnungsstörung muss man mir vor dem Eingriff noch ein Präparat per Infusion zuführen, damit ich nicht zu viel Blut verliere.

Och wird während der Operation mithilfe eines Magneten aus der Kardiologie ausgeschaltet. Ich finde es sehr beeindruckend, dass das so einfach möglich ist. Sobald der Magnet vom Defi heruntergenommen wird, ist dieser sofort wieder einsatzbereit. Das Ausschalten während des Eingriffes dient meiner Sicherheit. Hört sich komisch an, ist aber so. Wenn Och während der Operation arbeiten müsste, würde ich zucken, und das wäre gar nicht gut, wenn der Chirurg gerade das Skalpell in meinem Hals oder an meinen Gefäßen hätte.

Kardiologisch gesehen bin ich während der Operation trotzdem auf der sicheren Seite, denn mein Herzschlag wird per Monitor überwacht. Sollte eine Unregelmäßigkeit auftauchen, kann man eingreifen, indem man entweder den Magneten vom Defi nimmt oder mit einem externen Defibrillator arbeitet.

Als ich in den Operationsbereich gebracht werde, bin ich mehr genervt als nervös. Ich habe schlicht und ergreifend keine Lust auf diesen Eingriff. Ich will keine Schmerzen haben, sondern nur wieder raus aus der Klinik. Aber es nützt ja nichts.

Das Team im Operationssaal ist spitze. Der Anästhesist plaudert fröhlich mit mir, und genau das brauche ich jetzt. Ich fühle mich sofort gut aufgehoben.

Die erste Betäubungsspritze, die zwischen meine Halswirbel gesetzt wird, ist ganz gruselig. Es knirscht, und es ist ein Gefühl zwischen Schmerz und Druck, einfach nur extrem unangenehm. Das ist ungewöhnlich, denn ich habe so viele Erfahrungen mit Untersuchungen, Operationen und den damit verbundenen Schmerzen gemacht, dass mir eigentlich wenige Dinge noch zusetzen können. Doch dieses absolut grauenhafte Gefühl brennt sich leider in mein Gehirn ein und sorgt bei jeder Erinnerung für einen eiskalten Schauder.

Glücklicherweise ist die zweite Spritze wesentlich angenehmer, da die Betäubung schon wirkt und der Anästhesist weiter nett mit mir plaudert. Er macht seine Arbeit gut, denn er hat sehr viel Feingefühl. Und er ist sicher nicht verantwortlich für mein Grusel-Gefühl, sondern das entsteht in meiner angeknacksten Psyche.

Die Operation an sich wird zur Zerreißprobe. Ich liege geschlagene vier Stunden unter dem Messer, den Kopf nach links gedreht, mit einem grünen Tuch darüber, und versuche, mein Kopfkino in Gang zu setzen. Das klappt jedoch ganz und gar nicht. Ich möchte schreien, aufspringen, weglaufen. Dabei gibt sich das Team alle Mühe, es mir bequem zu machen, meine Schmerzen so gering wie möglich zu halten und mich mit Musik und Gesprächen abzulenken. Aber meine Nerven liegen einfach blank.

Die Operation verläuft trotzdem gut. Der Professor ist sehr zufrieden, und auch ich atme auf. Jetzt kann ich nach vorne schauen, die Stunden bis zu meiner Entlassung aus der Klinik zählen.

Was ich nicht wusste, ist, dass ich danach auf eine Wachstation verlegt werde. Das ist grundsätzlich auch richtig und sinnvoll, da ich mit meinem Defi und dem Willebrand-Jürgens-Syndrom eine Risikopatientin bin.

Warum ich dort total zusammenbreche, weiß ich selbst nicht. Ich drehe völlig durch, heule wie ein Schlosshund und flehe die Schwester an, wenigstens aufstehen zu dürfen, um auf die Toilette zu gehen. Als ich auch das nicht darf, verliere ich vollkommen die Fassung. Der Tränenstrom ist nicht zu stoppen, und meine Nerven und mein Magen rebellieren. Die geballte Ladung meiner Krankheit nimmt mich gefangen.

Gerade, als ich an meinen Tränen zu ertrinken drohe, naht die Rettung: Harald. Ich muss gar nicht viel sagen. Er versteht, was los ist – und vor allem versteht er eines: Auf dieser Wachstation kann ich auf keinen Fall bleiben. Zu viele Patienten, keine Privatsphäre, keine Ruhe. All das kann ich nicht mehr aushalten.

Mein Glück ist, dass in diesem Moment auch der Professor, der mich operiert hat, kommt, um nach mir zu sehen. Er ist sehr erstaunt über meinen Gemütszustand. Aber er kennt meine Krankengeschichte, und als Harald ihm sagt, dass ich diese Wachstation verlassen muss, organisiert er innerhalb einer Viertelstunde meinen Transport auf mein Zimmer.

Dort angekommen, werde ich allmählich wieder ich selbst. Stark, beherrscht, geduldig und immer mit einem Lächeln auf den Lippen. Genauso werde ich auch zwei Tage später aus der Klinik entlassen.

Nach Rücksprache mit dem Professor mache ich mich einen Tag nach meiner Entlassung bereits auf den Weg nach Ruhpolding.

Harald läuft dort mit unserem gemeinsamen Freund Daniel den sogenannten Transalpine-Run. In acht Tagen geht es von Ruhpolding über Österreich nach Sexten in Südtirol – und zwar quer über die Alpen.

Harald, Daniel und die anderen Läufer zu begleiten ist für mich eine tolle Gelegenheit, alles hinter mir zu lassen.

Meine Freundin Tina ist auch mit von der Partie und hilft mir beim Haarewaschen, Taschentragen und bei allem, was mit einem frisch operierten Hals eben nicht geht. Immerhin sind wir jeden Tag an einem anderen Ort, in einem anderen Hotel, und das würde ich alleine auf gar keinen Fall hinkriegen.

Das Wetter ist super, und wir genießen die Zeit. Harald und Daniel sind zwar jeden Abend müde, aber glücklich.

Am vierten Tag schwillt allerdings mein Hals an, und am fünften Tag ist er trotz Kühlung durch Eisbeutel so geschwollen, dass mich das Sanitäterteam, das den Transalpine-Run begleitet, ins nächstgelegene Krankenhaus nach Bruneck schickt. Tina fährt mich dorthin. Ich bin völlig neben der Spur. Schon wieder Krankenhaus – und das mitten in Südtirol.

In der Notaufnahme des Brunecker Krankenhauses werden Tina und ich freundlich empfangen. Nach einiger Wartezeit komme ich ins Untersuchungszimmer, in dem mir der Arzt unmissverständlich zu verstehen gibt, dass er kein Verständnis dafür hat, dass ich mit einer frischen Wunde verreise.

Aus seiner Sicht ist das natürlich absolut verständlich, aber ich will eben jede Sekunde meines Lebens genießen und alles mitnehmen, was nur geht. Davon hält mich eine Wunde am Hals nicht ab. Schon gar nicht, wenn sich der behandelnde Arzt mit der Reise einverstanden erklärt hat.

Nach einer oberflächlichen Untersuchung des geschwollenen Halses werde ich noch zum Ultraschall geschickt. Der Arzt, der diese Untersuchung durchführt, ist redselig und freundlich. Wir plaudern über meinen Defi und meine arteriovenöse Fistel. Und er stellt eine Diagnose, die mich beruhigt: Es sind nur zwei Muskelfaserrisse. Ja, so ist das, ich freue mich über schlichte Muskelfaserrisse, die keiner weiteren Behandlung als ein wenig Schonung und Kühlung bedürfen.

Das Unternehmen Transalpine-Run kann mit mir und meinem dicken Hals im Gepäck und mit Harald und Daniel als glückliche Finisher beendet werden.

Daheim warten die nächsten beiden Termine in der Universitätsklinik Frankfurt auf mich.

Der Termin in der Hämophilieambulanz ist ziemlich unspektakulär. Ich bekomme nur die Details der Blutuntersuchungen mitgeteilt und einen Notfallausweis ausgehändigt, den ich immer bei mir tragen soll.

Auch beim Kontrolltermin in der Gefäßchirurgischen Ambulanz gibt es glücklicherweise keine unangenehmen Neuigkeiten.

Das könnte für dieses Jahr das Ende meiner Krankenhaus-Odyssee sein, denke ich hoffnungsvoll.

Aber keine drei Wochen später sitze ich wieder im Zug Richtung Franfurt. Ziel: Universitätsklinik. Meine Schwindelanfälle sind zurückgekehrt, und was ich zunächst als Kreislaufprobleme abgetan habe, wird zu einer Realität, die mir ganz und gar nicht gefällt.

Die Untersuchungen bringen eine niederschmetternde Tatsache ans Licht: Die arteriovenöse Fistel in meinem Hals hat sich wieder geöffnet. Die Operation war also umsonst. Es wurde mir von den Ärzten zwar gesagt, dass diese Möglichkeit bestünde. Allerdings hatte ich nicht damit gerechnet, dass ausgerechnet ich dem Risiko zum Opfer fallen würde. Sowohl der Professor als auch ich sind sprachlos.

Ich hadere wieder einmal mit dem Schicksal, bin wütend, frustriert und zerstört. Die tränenreiche Rückfahrt nach Hause endet in einem völligen Zusammenbruch, als ich endlich daheim bin.

Harald schafft es, mich abends etwas aufzumuntern. Ich habe keine Ahnung, wie er es immer wieder macht, mich nach jeder Niederlage wieder aufzurichten. Auf jeden Fall bewundere ich ihn dafür, wie er mit all meinen Krankengeschichten umgeht. Er macht kein Drama um Diagnosen, sondern stellt sich mit mir gemeinsam in den Wind, egal, wie stark der weht. Und er hat denselben schwarzen Humor wie ich. Ich werde nie vergessen, wie er einmal in die Tierarztpraxis kam, wo ich mit Christian stand, und ganz trocken sagte: »Meine Güte, du siehst heute aus wie die Maske aus dem Film *Scream*.« Wir haben alle drei Tränen gelacht. Diese doch makabere Art, mit der Todesnähe umzugehen, ist unsere Geheimwaffe. Auf Außenstehende wirkt das manchmal vielleicht unsensibel, aber es ist genau das, was ich brauche.

Zum Glück soll der Hals nicht noch mal konservativ geöffnet werden. Diesmal wollen die Ärzte versuchen, per Katheter über die Leiste die arteriovenöse Fistel mit Coils zu verschließen. Das hört sich alles ziemlich unspektakulär für mich an.

Am 6. Oktober bin ich wieder im zehnten Stockwerk des Hauptgebäudes der Universitätsklinik Frankfurt. Mein Zimmer liegt genau neben dem vom letzten Mal, und ich kann wieder den tollen Blick aus dem Fenster genießen. Fast schon vertraut erscheint mir das alles. Natürlich nicht so wie die Kerckhoff-Klinik, aber dennoch ist auch die Universitätsklinik Frankfurt inzwischen ein kleines Stückchen Heimat für mich geworden. So schnell wollte ich hier eigentlich nicht so vertraut werden.

Harald hat den Nachmittag frei und verkürzt mir das Warten auf die Angiographie am nächsten Morgen. Ich bin guter Dinge und sehe mich am übernächsten Tag die Klinik verlassen – ohne Schwindel und ohne Fistel, die Probleme bereitet.

Die Angiographie an sich verläuft aus meiner Sicht gut. Die Punktion der linken Leiste ist unkompliziert. Das Ergebnis ist allerdings für alle Beteiligten ärgerlich: Die arteriovenöse Fistel kann nicht verschlossen werden, weil die richtigen Coils nicht vorrätig sind.

Keiner der Ärzte hat bedacht, dass die Coils, die üblicherweise benutzt werden, bei mir nicht verwendet werden können, weil diese per Strom vom Führungskatheter abgelöst werden, wenn sie am richtigen Platz sind. Das allerdings würde Och veranlassen, viel unnützen Strom durch meinen Körper fließen zu lassen.

Also werde ich unverrichteter Dinge wieder auf meine Station gebracht, und die Coils, die manuell abzulösen sind, werden bestellt.

Weil ich die Zeit, in der ich auf die Bestellung warte, an einem besseren Ort verbringen kann als in einem Krankenhaus, fahre ich für zwei Nächte nach Hause.

In der zweiten Nacht bringen mich Ochs einundvierzig Joule morgens um kurz nach vier Uhr von null auf hundert. Danach bin ich so kaputt, dass ich es kaum schaffe, aufzustehen und mich anzuziehen, um mit Harald in die Universitätsklinik Frankfurt zu fahren.

Als wir um kurz vor sechs Uhr morgens dort eintreffen, friere ich, und ich bin müde und leer. Keine gute Basis für die bevorstehende erneute Angiographie.

Doch zunächst steht die Substitution für meine Blutgerinnung an. Das Medikament ist zähflüssig und findet nur langsam den Weg in meine Venen. Wir brauchen vier Anläufe – das bedeutet vier Einstichlöcher in meinem Arm –, bis die notwendige Flüssigkeit endlich in meinem Körper ist.

Mit dem Kliniktransport werde ich zum Bereich der Angiographie gefahren. Das macht Sinn, denn zu Fuß wäre ich gut zwanzig Minuten auf dem weitläufigen Gelände unterwegs gewesen.

Dort angekommen, wird meine Geduld einmal mehr auf die Probe gestellt. Ein Notfall verhindert, dass ich – wie geplant – um acht Uhr drankomme. Während ich warte, werde ich immer nervöser. Ich tigere auf und ab. Die Gedanken kreisen um Och und die Frage, ob er sich wohl während der Angiographie zurückhält.

Als ich dann gegen zehn Uhr endlich in den Untersuchungsraum gebeten werde, liegen meine Nerven blank. Ich bin fertig. Und der Tod lauert heute mal wieder wie ein Schatten bei mir.

Ich atme tief ein und aus und konzentriere mich darauf, ein schönes Erlebnis aus meinem Buch hervorzuholen. Aber heute gelingt mir das nicht. Sendepause im Kopfkino. Ich bin total angespannt, und das macht mich wiederum wütend, denn schließlich ist die Angiographie mit dem Coiling weder schmerzvoll noch etwas, das mir Angst machen könnte.

Ich friere auf der Untersuchungsliege, und dennoch rinnt der kalte Schweiß an mir herunter. Ich atme sehr bewusst, um meine Nerven wieder in den Griff zu bekommen. Doch Fehlanzeige.

Beherrscht beiße ich mir auf die Lippen, als die Schleuse an meiner rechten Leiste gelegt wird. Ich verspüre dank Lokalanästhesie zwar keinen Schmerz, sondern nur Druck, aber dieser Druck ist heute zu groß für mich. Ich überlege ernsthaft, ob ich den Arzt fragen soll, aufzuhören und mich gehen zu lassen. Doch mein Verstand schaltet sich glücklicherweise ein. Ich sage nichts und bleibe ruhig auf dem Rücken liegen.

Als der erste Führungskatheter mit dem Coil an seinem Platz sitzt, kommt es zu unerwarteten Problemen. Keiner der anwesenden Ärzte weiß, wie man die Coils mechanisch ablöst. Ich bekomme Panik, dass der Eingriff erneut nicht zu Ende gebracht werden kann. Zum Glück ist es möglich, direkt bei der Herstellerfirma der Coils anzurufen und nach der Lösung des Problems zu fragen. Es dauert nicht lange, bis der Eingriff fortgesetzt werden kann. Einige Coils später bin ich dann erlöst, und meine Stimmung schlägt urplötzlich um. Ich bin glücklich, froh und dankbar, dass ich wieder einen erfolgreichen Eingriff hinter mich gebracht habe.

Da Harald beruflich unterwegs ist, besucht mich Nele, um sich um mich zu kümmern und mir mit ihrer Anwesenheit die Liegezeit von sechs Stunden zu verkürzen. So wird Nele zum Opfer meiner Achterbahnfahrt der Gefühle. Glücklicherweise kann sie das gut wegstecken, wahrscheinlich, weil sie mich einfach so sein lässt, wie ich in dem Moment bin, und nicht versucht, mir gute Laune zu machen.

Am nächsten Tag holt Nele mich um die Mittagszeit aus der Klinik ab. Ich bin regelrecht auf der Flucht und kann es kaum erwarten, das Gebäude endlich zu verlassen. Ich bin in Freiheit!

In Bewegung

Ich will zurück ins Leben, will nichts mehr von Kliniken und Ärzten wissen und lasse mich nicht einmal von Och aus dem Konzept bringen.

Wenn der Tod schon hinter mir her ist, dann weiß ich ja, was ich zu tun habe: rennen und schneller sein als er. Nach diesem Prinzip bin ich nun schon seit Jahren auf der Flucht, und letztlich ist es genau das, was mein Leben so besonders macht.

Keine Sekunde dieser so kostbaren Zeit will und kann ich verschwenden. Ich baue mir immer neue Luftschlösser, verfolge scheinbar irrsinnige Träume und halte an Plänen fest, auch wenn sie durchkreuzt werden. Ich stehe immer wieder auf und gehe weiter – egal, wie oft der Tod mir das Bein stellt und mich mit seinem hämischen Grinsen anschaut. Ich sehe nach vorne, und ich gehe vorwärts. Manchmal ist der Kampf anstrengend, ermüdend und fast nicht zu schaffen. Aber wenn ich dann vier Wochen keinen Strom abbekomme, gerät der Defi geradezu in Vergessenheit. Und ich werde, wie Harald meint, übermütig.

Der Übermut findet in diesem Fall jedoch keinen Platz in meinem Leben, denn der Tod ist nicht nur hinter mir her, sondern er lauert auch meinem Hund Pickwick auf.

Pickwick hat leider die Krankheit seines Vaters Merlin geerbt, und so muss ich einmal mehr entscheiden, wann es für Pickwick der richtige Zeitpunkt ist zu gehen.

Ich hasse den Tod zu diesem Zeitpunkt so sehr, dass ich meinen Hund am liebsten auf seiner letzten großen Reise begleiten würde. Ich fühle mich wie eine Mörderin, wie die Komplizin des Todes.

Als Pickwick am 8. November neben seinem Papa Merlin auf Christians Schafweide die letzte Ruhestätte findet, kann ich kaum atmen. Ich selbst habe mein Auskommen mit dem Tod, wenn man das so nennen kann. Aber ein geliebtes Lebewesen zu verlieren bleibt für mich sicher genauso schwierig wie für alle anderen Menschen. Der Tod ist und bleibt ein Spieler, der die Regeln seines Spiels täglich ändert. Man weiß nie, womit man rechnen kann und muss.

Auf der Flucht vor dem Tod machen Harald und ich uns im Januar mit Basti und Blue auf in Richtung Ostsee. Wir haben gemeinsam mit Tina und ihrem Papa Ernst ein Häuschen im dänischen Stil mit Sauna und Whirlpool und einer bestens ausgestatteten Küche gemietet. Zudem gibt es einen eingezäunten Garten, in dem die Hunde nach Lust und Laune herumtollen können. Zum Meer sind es nur ungefähr zweihundert Meter.

Das Meer im Winter hat etwas ganz Besonderes. Die Spaziergänge bei Wind und Wetter an einsamen, endlos scheinenden Stränden machen den Kopf frei. Es ist, als gäbe es auf einmal Platz für neue Gedanken, als würde ich von allem unnützen Ballast befreit.

Die allabendliche Entspannung im Whirlpool bei Kerzenschein und Musik rundet einen völlig erholsamen Urlaub ab. Und die nächtlichen Ausflüge bei Vollmond, der das dunkle Meer glitzern lässt, und zu denen wir vermummt wie zu einer Nordpolexpedition aufbrechen, lassen mich zur Ruhe kommen.

Wieder ein paar schöne Momente für mein Buch der Erinnerungen.

Als Tiernärrin gerate ich schnell in Versuchung, Tierheime zu besuchen. Meine Freundin Kirstin hat mir empfohlen, das Tierheim vom Bund gegen Missbrauch der Tiere in Brinkum anzuschauen, da es einen Schwimmteich und einen Agilityplatz für Hunde besitzt.

Tatsächlich ist das Tierheim, das abgeschieden am Rande eines Industriegebietes liegt, ein kleines Paradies – falls man bei einem Tierheim davon reden kann.

Harald und ich laufen an den geräumigen Hundezwingern vorbei und sehen uns die Vierbeiner an. Als wir an der letzten Box ankommen, sehen wir einen Hund mit vielen Narben in seinem traurigen Gesicht in der Ecke kauern. Aus seinen Augen springt uns die pure Angst entgegen.

Harald und ich schauen uns an, und alle Worte sind überflüssig. Wir hätten es eigentlich wissen müssen. Wenn wir ein Tierheim betreten, verlassen wir es nicht wieder ohne ein Tier.

Eine Viertelstunde später wird Fritzi aus seinem Zwinger getragen, denn er traut sich nicht, selbst zu laufen. Der Tierpfleger sagt uns, dass Fritzi noch nie in seinem Leben an einer Leine gelaufen und noch nie spazieren gewesen sei. Aber wenn wir wollen, können wir gerne versuchen, ein Stück mit ihm zu gehen. Vielleicht stehen unsere Chancen nicht schlecht, weil wir zwei eigene Hunde dabeihaben, an denen Fritzi sich orientieren kann.

Die Mission Fritzi beginnt. Schon das Anlegen des Geschirrs und des Halsbandes bringt uns zur Verzweiflung. Als wir es dann schließlich schaffen, ihm beide Utensilien überzustreifen, rennt er panisch los, zieht hektisch von einer Seite zur anderen und duckt sich immer wieder flach auf den Boden. Blue springt bellend um ihn herum. Basti schnüffelt an seinem Hintern, brummt kurz und lässt ihn dann in Frieden.

Entgegen aller Erwartungen scheint Fritzi den Spaziergang aber gar nicht so schlecht zu finden.

Zurück im Tierheim, sind die Mitarbeiter sehr angetan von unserem erfolgreichen Spaziergang mit Fritzi. Wir erfahren, dass sein früherer Besitzer an Tiersammel-Sucht, einer psychischen Störung, litt. Fritzi wurde Ende Oktober mit siebenundzwanzig anderen Hunden aus einem verlassenen, verwahrlosten und dunklen Haus befreit. Mein Mitleids-Gen ist angepiekst, und ohnehin finde ich Fritzi sehr besonders. Er ist erst zwei Jahre alt – ein Jungspund also –, der sicher Spaß daran hat, für Blue den in Pickwick verlorenen Spielgefährten zu ersetzen.

Der Tierheimleiter gibt uns sechs Wochen Bedenkzeit.

Zu Hause entscheiden wir uns dafür, uns Fritzi zum Valentinstag zu schenken. Eine neue Aufgabe, die Sinn und Farbe in mein Leben bringt. Oder kritisch betrachtet: noch ein Faktor mehr, der mich überfordert, wenn die Krankheit mich fest im Würgegriff hat.

Trotz kleiner Zweifel sitzt Fritzi am Valentinstag in unserem Auto, um seine lange Reise von fast fünfhundert Kilometern in sein neues Zuhause anzutreten. Die Fahrt verläuft problemlos.

Fritzi fügt sich super bei uns ein. Er ist zwar noch sehr ängstlich, aber auch artig und ruhig und anhänglich. Sicher ist es ein wenig anstrengend mit ihm, weil er geistig zurückgeblieben ist und Lernschwierigkeiten hat. Das stellt Harald und mich vor eine besondere Herausforderung, aber Fritzi hat so eine sanfte und liebenswerte Art, dass wir uns dieser gerne stellen.

Mein letzter Lauf – der Frankfurt Marathon – liegt über ein Jahr zurück. Durch die vielen Schockabgaben, meine Klinik-Odyssee und Pickwicks Erkrankung hatte ich im letzten Jahr keine Möglichkeit, wieder in den Sport einzusteigen.

Jetzt allerdings schmiede ich Pläne, wieder mit dem Laufen anzufangen. Och hat sich schon seit vier Wochen nicht mehr gemeldet, sodass ich seinetwegen auch keine Bedenken habe.

Als ich dann die Gelegenheit am Schopf packe und meine Laufschuhe schnüre, ist es schwierig, nach so langer Zeit wieder in den Sport hereinzufinden. Zu Beginn macht das überhaupt keinen Spaß, sondern ist eine Qual, weil ich quasi bei null anfange. Ich bin so langsam, dass man mir beim Laufen die Schuhe besohlen könnte, und meine Trainingseinheiten sind kurz. Aber mit viel Selbstdisziplin, nach vorne gerichtetem Blick und oft rücksichtslos gegen mich selbst verfolge ich mein sportliches Ziel.

Rücksichtslos ist auch Och. Mitte März versorgt er mich gleich zweimal und kurz hintereinander mit Stromstößen. Der Mann in Schwarz ist wieder präsenter als zuvor.

Trotzig ziehe ich meine Laufschuhe fünf Tage später wieder an und laufe los, um dann umgehend die Quittung von Och zu bekommen.

Es ist wirklich, als laufe ich dem Tod davon. Denn was sich zu der Zeit abspielt, ist nicht normal. Einmal laufen, zweimal einen Stromschlag von Och bekommen. Es erscheint mir wie ein Kräftemessen, ein irrsinniger Zweikampf. Ich gebe jedoch freiwillig nicht auf, denn dann hätte die Krankheit gewonnen. Auch Och ist hartnäckig und zeigt mir seine ganze Gewalt. Wenn ich laufe, fühle ich mich frei und glücklich, und dafür nehme ich die vielen Volt in meinem Körper in Kauf.

Ich habe Angst, dass der Mann in Schwarz mich endgültig erwischt, wenn ich jetzt nachgebe. Er spielt sein Spiel, und die Regeln bestimmt er. Mir bleibt nur mein unbändiger Lebenswille. Es ist kräftezehrend. Aber ich weiß, irgendwann habe ich den Tod wieder abgeschüttelt, und er lässt von mir ab, verfolgt mich erst einmal nicht mehr. Ich muss nur willensstark genug sein. Meine Stärke ist der Tod des Todes.

Ostermontag gehe ich bei einem kleinen Wettkampf im nahegelegenen Jügesheim über eine Strecke von zehn Kilometern an den Start. Es ist egal, dass ich für die Strecke mehr als eine Stunde benötige. Nur das Ankommen zählt.

Dieses kleine Erfolgserlebnis stärkt mich innerlich. Ich laufe weiter. Ich werde schneller, und die Einheiten werden länger.

Der schwarze Mann ist mir allerdings immer noch dicht auf den Fersen. Aber den wehrt Och ab. Ich vertraue ihm und überlasse ihm den Kampf.

Harald hat eine tolle Idee: Es gibt eine Laufserie im Rhein-Main-Gebiet, die fast jeden Sonntag einen Lauf über zehn Kilometer bietet. Gut für mich, weil ich es genieße, Wettkampfluft zu schnuppern, und gut für Harald, weil er die Läufe zur Vorbereitung für den Ultra-Trail du Mont Blanc im August nutzen kann.

Zunächst reise ich jedoch im Mai zum sogenannten Zoolauf nach Duisburg. Das ist ein Rundkurs mitten durch das Zoogelände über insgesamt ungefähr elf Kilometer, die sich zwei Läufer teilen. Ich laufe mit Kay für die Firma Polar. Harald kann mich leider nicht begleiten, weil er einen anderen Termin hat.

Emotional gesehen ist es eines der schönsten Lauferlebnisse, die ich je hatte. Ich liebe nun mal Tiere, und wenn am Start ein Elefant steht und ich an Tigern, Schildkröten und

Wölfen vorbeilaufe, ist es ein ganz besonderes Gefühl. Sogar die Startnummer ist im Leopardenlook gestaltet, was mir sehr gut gefällt.

Kay und ich sind nicht schnell, aber wir haben Spaß. Mich stört es nicht, dass es in Strömen regnet; für den Veranstalter ist es jedoch schade. Wetterbedingt erscheinen nicht so viele Läufer, und das wiederum bringt weniger Startgeld ein, das komplett für die Zootiere bestimmt ist.

Nach dem Lauf fahre ich zu Haralds Mama, wo ich zwei Tage verbringe, bis Harald mich auf dem Rückweg seiner Geschäftsreise abholt. Ich genieße die nette Gesellschaft, leckeres Essen und denke nicht an Och.

Aber der Tod ist heimtückisch und lauert oft an den Orten, an denen man ihn am wenigsten erwartet.

Ohne Vorwarnung liege ich plötzlich auf der Steintreppe direkt vor der Wohnungstür von Haralds Mama. Ich japse und schreie und bin völlig orientierungslos. Selbst Haralds Mama kann ich in dem Moment, in dem ich das Bewusstsein wiedererlange, erst einmal nicht einsortieren.

Ich bin psychisch am Ende. So stark ich bei all den Schockabgaben seit Beginn meines Lauftrainings im März war, so schwach falle ich jetzt in mir zusammen. Der Tod klebt noch an mir. Ich schüttle mich, als wolle ich den Mann in Schwarz loswerden, doch seine Hand bleibt auf meiner Schulter liegen. Kalt läuft es mir den Rücken hinunter. Es fällt mir schwer, mich wieder einzukriegen.

Mitte Juni erhalte ich erneut eine Einladung von Boston Scientific zum Launch des Telemonitoring Systems Latitude in Berlin. Ich soll dort einen etwa zwanzig Minuten langen Vortrag halten, etwas aus meinem Leben mit den Defis erzählen und von den kleinen und größeren Hürden, die ich seit der Erkrankung schon genommen habe. Letztlich geht es darum, dem Produkt Leben einzuhauchen, indem es mit mir und meiner Geschichte in Verbindung gebracht wird.

Zunächst bin ich nur mäßig begeistert. Nicht wegen der Reise nach Berlin, sondern weil ich Telemonitoring für überflüssig halte. Telemonitoring ist eine Fernüberwachung, in diesem Fall von Defi-Patienten. Das Telemonitoring-Gerät wird einfach in die Telefonbuchse gesteckt und übermittelt somit dem behandelnden Arzt täglich wichtige Informationen über den Zustand von Aggregat und Patient. Das spart Wege und Zeit und bietet zudem eine große Sicherheit.

Die Vorteile dieser Methode, die ich anfangs nicht wirklich erkenne, leuchten Harald sofort ein. Er ist total begeistert und führt mir vor Augen, was Latitude tatsächlich für mich bedeutet: mehr Freiheit, mehr Freizeit und weniger Angst.

Wo er recht hat, hat er recht. So habe ich das bisher nicht gesehen. Stattdessen dachte ich beim Thema Telemonitoring immer sofort an komplette Überwachung. Jetzt, als ich mich mit dem Thema zum ersten Mal detailliert auseinandersetze, sehe ich das aus einem neuen Blickwinkel.

Beim Telemonitoring werden die Daten einer Schockabgabe meines Defibrillators direkt in die zuständige Klinik übermittelt und dort ausgewertet. Das bedeutet für mich, dass ich mehr Freizeit habe, weil ich mir teilweise die Anreise für Nachsorgeuntersuchungen sparen kann. Außerdem muss ich bei meinen zahlreichen Schockabgaben nicht jedes Mal mit dem Zug in die Klinik tingeln, sondern der Arzt entscheidet, ob es »wie immer« war oder ob es Unregelmäßigkeiten gab, die der genaueren Untersuchung bedürfen. Des Weiteren habe ich mehr Freiheit, weil ich reisen kann, ohne eine Liste von Kliniken mitzunehmen, um dann –

im Falle eines Falles – doch irgendwo zu landen, wo man keine Ahnung hat.

Die Veranstaltung in Berlin überzeugt mich vollends: So ein Ding will ich haben. Ich treffe viele sehr interessante und nette Menschen von Boston Scientific. Einige kenne ich schon, andere bereichern mit interessanten Gesprächen und ihrem Fachwissen meinen Aufenthalt in Berlin.

Mein Vortrag erfüllt mich ein klein wenig mit Stolz, denn als ich fertig bin, scheint der Applaus gar kein Ende zu nehmen, und ich bekomme einen riesigen Blumenstrauß überreicht. Die Menschen sind bewegt von meiner Geschichte, und ihre Anteilnahme ist echt.

Zurück aus Berlin, habe ich einen Termin zur Leistungsdiagnostik im Herz-und Kreislaufzentrum Rotenburg an der Fulda. Dort kenne ich zwei Ärzte. Klaus ist spezialisiert auf Leistungsdiagnostik bei Herzpatienten, Stefan ist Arzt für Herzrhythmusstörungen und Defibrillatoren. Die perfekte Kombination für mich.

Die Leistungsdiagnostik ist enttäuschend; denn sowohl Klaus als auch ich hatten bessere Ergebnisse erwartet. Aber ich bin schnell schlapp, die Beinmuskulatur brennt, und ich atme wie ein Walross. Aber Klaus will Trainingstipps für mich ausarbeiten und wird mir unterstützend zur Seite stehen, was meine sportlichen Projekte anbetrifft. Das begeistert mich und baut mich auf.

Mit Stefan spreche ich über das tolle Telemonitoring-Gerät. Er ist begeistert und meint, ich sei genau der richtige Patient dafür. Er wird sich darum bemühen, dass ich ein Latitude-System bekomme. Die Chancen dafür stehen gut, denn das Herz- und Kreislaufzentrum Rotenburg ist Teil eines Pilotprojektes für Latitude.

Och fällt in einen Sommerschlaf, und ich renne weiter.

Mitte Juli fahre ich mit meinem Paps nach Offenburg, wo er an einem Triathlon teilnimmt. Dieser Ausflug wird zu einem wunderbaren Vater-Tochter-Erlebnis.

Ich finde es absolut faszinierend, wie fit mein Paps mit seinen fünfundsiebzig Jahren ist und mit welcher Freude er sich bewegt. Dabei muss er sich weder mit seiner Leistung noch mit seiner Figur vor den ganzen Jungspunden um ihn herum verstecken.

Es wird mir einmal mehr klar, woher ich meine Leidenschaft für den Ausdauersport habe. Und ich hoffe sehr, dass ich dieses Hobby noch viele Jahre mit meinem Paps teilen kann. So glücklich wie auf dem Treppchen bei der Siegerehrung zum ersten Platz in der Altersklasse und gleichzeitig ältestem Teilnehmer des Wettkampfes habe ich meinen Paps selten gesehen.

Dieses Erlebnis und besonders der Moment auf dem Siegerpodest finden einen Platz in meinem Buch der Erinnerungen. So allmählich wird es bedenklich voll.

Nachdem Och nun schon seit ganzen acht Wochen auf Sparflamme läuft, werde ich wieder einmal ein wenig übermütig.

Am ersten Wochenende im August fahren Harald und ich zu einem Berglauf nach Immenstadt im Allgäu.

Immenstadt war als Kind meine zweite Heimat. Wir hatten dort eine kleine Ferienwohnung und verbrachten jahrelang jeden Urlaub und jedes lange Wochenende dort. Ich kenne alle Winkel des kleinen Städtchens am Fuße des Mittags und viele Wanderwege, die ich schon im Kindesalter mit kariertem Rucksack auf dem Rücken erklommen habe.

Als wir unser Hotel im Zentrum von Immenstadt erreichen, bin ich völlig aus dem Häuschen. Ich fühle mich zuhause, auch wenn ich jahrzehntelang nicht mehr hier gewesen bin. Ich werde von Erinnerungen überspült wie von einer Flutwelle. Der kleine und große Alpsee, die Mittagbahn, die kleine Bäckerei, in der es immer noch lose Süßigkeiten zum Aussuchen gibt, das Haus, in dem unsere Ferienwohnung war – es ist, als ob die Zeit zurückgedreht wurde.

Am Morgen des Wettkampfes scheint die Sonne, der Himmel ist strahlend blau, und die Temperaturen lassen bereits um acht Uhr einen heißen Tag erahnen.

Ich bin nervös. Zum einen vor lauter Freude, dass ich meinen ersten Berglauf ausgerechnet in Immenstadt mache, zum anderen aus Respekt vor den Höhenmetern, die mich und die anderen Läufer erwarten.

Wir starten alle gemeinsam an der Talstation. Eine recht kleine Läuferschar mit rund einhundertdreißig Teilnehmern läuft über die volle Marathondistanz, etwa dreißig Teilnehmer nehmen die Distanz über zwölf Kilometer in Angriff. Während Harald über die volle Distanz geht, wage ich mich bei meinem Berglaufdebüt nur an die kleine Strecke.

Es sind die schönsten, wenn auch anstrengendsten Laufkilometer meines Lebens. Ich finde einen guten Rhythmus und genieße die tollen Ausblicke, die sich mir bieten. Ich vergesse Och und alle meine anderen Probleme.

Als ich nach einer Stunde und achtunddreißig Minuten und ungefähr achthundert Höhenmetern in den Knochen das Ziel auf der Mittelstation des Mittags erreiche, bin ich nur glücklich. Das ist Leben!

Nach einer Dusche mache ich es mir auf dem Rasen gemütlich und warte auf Harald, der ziemlich erschöpft, aber auch glücklich, ein paar Stunden später das Ziel erreicht. Immenstadt hat gehalten, was es versprochen hat. Ein Stück Kindheit, das auch noch im Erwachsenenalter einen Zauber auf mich ausübt.

Ochs schönste Reise und sportliches Highlight – Transalpine-Run 2009

Berglauf ist eine neue Erfahrung für mich. Etwas, an das ich mich vor meinem Lauf in Immenstadt noch nie herangetraut habe.

Ich habe Harald zwar zu zahlreichen Bergläufen begleitet, aber nie ernsthaft darüber nachgedacht, selbst an den Start zu gehen. Der Traum vom Berglauf war für mich so weit entfernt wie die Milchstraße von der Erde. Zum einen habe ich Angst vor einem Stromstoß auf einem Steig oder einem schmalen Pfad mit steilem Abhang und einem anschließenden Sturz in die Tiefe. Zum anderen wäre es sehr schlimm für mich, wenn ich mir während eines Laufs eingestehen müsste, dass ich den Gipfel nicht im Zeitlimit erreiche. Ich habe schließlich noch niemals einen Wettkampf abgebrochen. Es wäre ein Sieg der Krankheit – und den gönne ich ihr nicht.

Och hat im August einige Stromabgaben für mich auf Lager. Aber ich ignoriere ihn, so gut es geht. Ich laufe weiter, kaufe mir Trailrunning-Schuhe und erkunde zu Fuß kleine Hügel, schmale Pfade, trabe bergauf, bergab.

In meinem Kopf begleitet mich ein neuer zaghafter Traum, der Traum vom Transalpine-Run. Irgendwann will ich morgens am Start stehen, mit Harald an meiner Seite.

Das Glück meint es gut mit mir und meinem Traum. Zwei Wochen vor dem Transalpine-Run sagt Haralds Teampartner seine Teilnahme krankheitsbedingt ab.

Einen Tag später stehe ich gemeinsam mit Harald auf der Starterliste des Transalpine-Run 2009.

Ich sitze vor dem Computer und starre auf die Liste. Ich fühle mich groß und wichtig und lebendig. Harald hingegen hadert schon mit sich und dieser Entscheidung. Aber nicht, weil er nicht mit mir laufen möchte, sondern weil er Angst um mich hat.

Ich bin zu einem Kompromiss bereit: Ich laufe mit ihm bis nach Sankt Anton. Das wären die ersten zwei Etappen von insgesamt acht und erscheint uns beiden vernünftig und machbar.

Doch zunächst steht Haralds Lauf um den Mont Blanc auf den Plan. Natürlich begleite ich ihn zu diesem Wettkampf.

Chamonix präsentiert sich uns im wahrsten Sinne des Wortes von seiner Sonnenseite. Der weiße Berg reflektiert im Sonnenlicht und bietet einen imposanten Anblick.

Die Luft knistert, denn überall sind Läufer, die sich wie Harald für dieses einzigartige Lauferlebnis qualifiziert haben. Das kleine Örtchen am Fuße des gigantischen Gletschers steht ganz im Zeichen der rund 2200 Starter und ihrer Begleiter. Es gibt kaum einen, den nicht das Berglauffieber gepackt hat.

Der Lauf hat es in sich, denn die Athleten werden den Mont Blanc umrunden. Das bedeutet 166 Kilometer, über neuntausend Höhenmeter im Anstieg – und das innerhalb von maximal sechsundvierzig Stunden.

Am Freitagabend versammelt sich um achtzehn Uhr dreißig das bunte Feld der Einzelkämpfer, die alle nur das Ziel vor Augen haben, wieder wohlbehalten in Chamonix anzukommen und das wohlverdiente Finisher-Geschenk in Empfang zu nehmen.

Die Stimmung ist unglaublich, und ich habe Gänsehaut, als sich die Menschenmasse vor der Kulisse des Mont Blanc bei Glockengeläut in Bewegung setzt.

Damit ich verfolgen kann, wo Harald sich ungefähr befindet, habe ich mir einen SMS-Service für mein Mobiltelefon bestellt. Wenn alles funktioniert, sollte ich an jedem Kontrollpunkt eine Nachricht erhalten. Die nächsten fünfundvierzig Stunden und fünfzehn Minuten verbringe ich fast nur damit, angestrengt auf mein Handy zu starren und zu hoffen, dass bald wieder eine Nachricht kommt. Ich finde kaum Schlaf. Aber im Gegensatz zu Harald und den vielen anderen Läufern geht es mir gut. Schließlich laufen sie die anstrengende Strecke und schlafen zwei Tage und Nächte überhaupt nicht. Das ist schon eine unvorstellbare Leistung.

Als Harald über die Ziellinie läuft, laufen mir die Tränen herunter. Es ist ein Moment für das Buch der Erinnerungen, der mir immer wieder beweist, welche tiefe Verbindung Harald und ich haben. Ich habe Harald noch nie so glücklich gesehen, und dieses Glück mit ihm zu teilen wird einer dieser Augenblicke sein, die uns auf ewig miteinander verbinden.

Wir treten eine ziemlich überstürzte Rückreise mit einem Zwischenstopp bei unserem Freund Albrecht in der Nähe von Freiburg an. Harald muss schon zwei Tage später zu einer Messe nach Friedrichshafen. Von dort aus wird er am Donnerstag direkt nach Oberstdorf, dem Startpunkt für den Transalpine-Run, anreisen.

Ich bin den ganzen Mittwoch damit beschäftigt, das Equipment für den Transalpine-Run zusammenzutragen. Für Harald ist das kein Problem, er hat Erfahrung. Jetzt fehlt er hier in meinem totalen Chaos. Ich packe ein und aus und um.

Unausgeschlafen und total aufgeregt setze ich mich am nächsten Tag mit Tina ins Auto, um nach Oberstdorf aufzubrechen.

Die Reise endet nach ungefähr sechzig Kilometern in einer Baustelle auf der Autobahn. Das Auto bleibt einfach stehen und wir mit ihm. Panik breitet sich in meinem Kopf aus. Ist das ein Zeichen? Riskiere ich zu viel? Will mich jemand – im wahrsten Sinne des Wortes – ausbremsen?

Glücklicherweise behält Tina einen kühlen Kopf, und vier Stunden später starten wir einen neuen Versuch, nach Oberstdorf zu fahren. Nun sitzen wir im Auto von ihrem Papa Ernst, das er uns kurzfristig zur Verfügung gestellt hat.

Diesmal haben wir mehr Glück.

Beim Einbruch der Dunkelheit, strömendem Regen und Temperaturen um die fünf Grad erreichen wir Oberstdorf. Das Hotelzimmer ist kalt und dunkel und das Personal unfreundlich.

Alles in allem ist das kein guter Start. Tränen laufen über meine Wangen, zu groß war und ist die Anspannung. Ich habe Hals- und Kopfschmerzen, ich friere und fühle mich kränklich. Am liebsten möchte ich mich in ein Loch verkriechen. Harald und Tina tun ihr Bestes, um mich wieder einigermaßen in die Spur zu bringen, doch so wirklich gelingt es nicht einmal den beiden.

Nach einer ziemlich durchwachsenen Nacht ist der morgendliche Ausblick aus dem Fenster nicht gerade motivierend. Es gießt wie aus Eimern, und dicke Nebelschwaden lassen nur erahnen, dass hier irgendwo Berge sein könnten.

Gemeinsam mit Harald und Tina mache ich mich auf den Weg ins Oberstdorf Haus, um unsere Startunterlagen abzuholen. Diesmal bin ich nicht nur Haralds Begleitung, sondern selbst eine von den Wahnsinnigen, die sich auf den Weg von Oberstdorf nach Latsch machen wollen. Ich kann es noch gar nicht glauben und bin aufgeregt. Völlig realitätsfremd kommt mir alles vor.

Bei der Startnummernausgabe treffen wir lauter Bekannte; immerhin läuft Harald hier zum vierten Mal mit. Wir kennen das gesamte Team von Plan B, das dieses Event veranstaltet. Uta und Heini, die Geschäftsführer von Plan B, fallen uns zur Begrüßung um den Hals. Sie freuen sich sehr, dass ich dieses Jahr auch auf die Strecke gehe.

Zwar haben auch die Rettungssanitäter und begleitenden Ärzte Bedenken, mich beim Rennen starten zu lassen, aber Harald und ich versprechen, auf Herzfrequenz, Trinken, Ernährung und so weiter zu achten und bei jeder Auffälligkeit das Rennen zu beenden.

Zudem sind die Rettungssanitäter Nico und Lutz auf dem Mountainbike täglich auf der Strecke unterwegs und die Ärzte vom Rescue Team mit dem Auto oder dem Motorrad vor Ort. Ich kenne sie alle, und sie kennen mich aus den letzten Jahren, in denen ich Harald zum Transalpine-Run begleitet habe. Es ist ein gegenseitiges Vertrauen, das dieses Unternehmen auch für mich möglich und sicher macht.

Uta und Heini würden mir nie verweigern, an den Start zu gehen. Sie wissen, dass ich selbst am besten abschätzen kann, wie es mir geht.

Ich verdanke den beiden und dem Rescue Team unendlich viel, denn es ist nicht selbstverständlich, dass ich zu einer solchen sportlichen Großveranstaltung zugelassen werde. Hätten andere Menschen hinter diesem Event gestanden und von meiner Erkrankung gewusst, hätte ich keine Chance auf einen Startplatz gehabt.

Als Erstes erhalten Harald und ich unsere Teilnehmerausweise mit Foto, die uns freien Zutritt zur Pasta-Party gestatten und uns sichtbar als Starter des fünften Transalpine-Run kennzeichnen. Ein irres Gefühl.

Wir posieren noch für ein Bild vor einem überdimensionalen Streckenplan, nachdem wir uns dort verewigt haben. Tina folgt uns wie ein Schatten und hält alles mit der Kamera fest.

Weiter geht es zur Ausgabe der Startunterlagen. Was uns hier erwartet, weiß ich ja schon. Aber dieses Jahr komme ich selbst in den Genuss einer eigenen Startnummer, auf der sogar mein »Name« steht, die 16-2. Harald hat als Teampartner logischerweise die 16-1. Außerdem erhalten wir eine große Sporttasche mit dem Logo des Transalpine-Run und der Startnummer, die mit dem begehrten Starter-Shirt und vielen anderen tollen Geschenken der Sponsoren gefüllt ist. Diese Tasche habe ich bei Harald immer ein wenig neidisch beäugt – jetzt habe ich selbst eine.

Stolz verlasse ich das Oberstdorf Haus, den Teilnehmerausweis um den Hals, die Tasche in der Hand. Jetzt ist es offiziell: Ich bin eine Starterin des Transalpine-Run.

Was mir das bedeutet, ist für die meisten Menschen sicher nur schwer zu verstehen. Aber wenn man so lange Zeit mit dem Tod an der Seite durchs Leben geht wie ich, erlangen Träume einen anderen Stellenwert. Ich überlege oft, was ich gerne noch machen würde. Allerdings denke ich diese Wunschträume eigentlich nie zu Ende, denn mir ist bewusst, dass mich der Tod jede Sekunde packen und mit sich nehmen kann. Pläne, Träume, Wünsche, Zukunft – das sind alles Begriffe, die in meinem Leben wenig Platz haben.

Am Abend finden im Oberstdorf Haus das Streckenbriefing und die erste Pasta-Party statt. Wolfgang, der Streckenchef, erzählt viel zum Etappenverlauf. Er hat die verschiedenen Etappen festgelegt, die Strecke markiert und sorgt während des Laufs für Sicherheit. Man merkt ihm an, dass er mit den Alpen verwachsen ist und sein ganzes Herzblut in die Streckenplanung steckt. Zur Einstimmung auf den bevorstehenden Etappenlauf werden außerdem Bilder vom Vorjahr gezeigt.

Ich habe mir die Etappenprofile schon im Internet und in meinem Trailbook, das ich mit den Startunterlagen bekommen habe, angesehen. Aber nach Wolfis Ausführungen habe ich noch mehr Respekt vor der Strecke, und dennoch ist die Vorfreude unbändig. Ich will einfach nur laufen!

Abends im Hotel quäle ich Harald noch mit einer Million Fragen: Was soll ich anziehen? Was soll ich noch alles in den Rucksack packen, außer den Sachen, die vorgeschrieben sind? Was soll ich zum Frühstück essen? Was und wie viel soll ich unterwegs essen? Was machen wir, wenn wir das Zeitlimit nicht schaffen? Und ich lamentiere über Halsschmerzen, Kopfschmerzen, Rückenschmerzen, Knieschmerzen – wahrscheinlich wäre es einfacher, die Körperteile aufzuzählen, die nicht wehtun. Ich schwanke zwischen totaler Euphorie und Panik.

Harald ist in dieser Situation der Fels in der Brandung. Er hat ja bereits an drei Transalpine-Runs teilgenommen, hat daher schon viel Erfahrung und kann mir auf jede Frage eine sinnvolle Antwort geben. Geduld ist eigentlich nicht gerade seine Stärke, aber an diesem Abend ist er unglaublich nachsichtig mit mir.

Am Wettkampfmorgen scheint die Sonne von einem fast wolkenlosen Himmel. Der Blick auf die grandiose verschneite Bergwelt ist atemberaubend.

Ich habe zwar wenig geschlafen, aber ich bin hellwach und freue mich unglaublich auf das bevorstehende Abenteuer Transalpine-Run. Meine Schmerzen sind wie weggepustet; da haben mir meine Nerven einen Streich gespielt.

Hand in Hand stehen Harald und ich kurz vor zehn Uhr am Startpunkt mitten in Oberstdorf.

Traditionell werden jeden Morgen, bevor der Moderator Sven uns auf die Strecke schickt, zwei Lieder gespielt: Erst der eigens für den Transalpine-Run komponierte Song *Keep On Running* und danach *Highway to Hell*. Ich singe laut mit und habe eine Gänsehaut am ganzen Körper.

Die Masse der etwa fünfhundert Läufer prescht mit dem Startschuss los. Harald und ich haben uns ganz hinten im Starterfeld eingeordnet, denn wir wollen es langsam angehen lassen.

In Oberstdorf laufen wir im Jubel der Zuschauer am Streckenrand. Dann führt unsere Strecke hinaus in den Wald. Dort sind wir Läufer unter uns. Langsam, aber stetig geht es bergauf. Harald und ich überholen drei, vier andere Teams und sind guten Mutes.

Den ersten Verpflegungs- und Kontrollpunkt nach rund elf Kilometern erreichen wir nach einer Stunde und vierzig Minuten. Ich fühle mich großartig und stark, als der Zeitnehmer meine Startnummer einscannt. Jetzt kann ich es langsam fassen, dass ich wirklich dabei bin. Schnell füllen Harald und ich unsere Trinkflaschen auf und essen ein paar Früchte und Riegel.

Wir liegen gut in der Zeit, und jetzt geht es so richtig los mit dem Transalpine-Run, hinauf zur Fidererscharte. Die nächsten achthundert Höhenmeter verlangen uns alles ab. Die Strecke ist zwar wunderschön und bietet eine tolle Aussicht auf das umliegende Alpenpanorama, ist aber technisch anspruchsvoll. Ich pruste wie ein Walross.

Harald und ich freuen uns schon auf die zweite Verpflegungsstelle. Bis wir diese erreichen, geht es jedoch bergauf und bergab, und der Aufstieg zum Schrofenpass liegt noch vor uns. Wir sind scheinbar ewig unterwegs. Die Flaschen sind leer, und ich bin müde.

Der Zeitnehmer läuft uns schon entgegen, als wir auf die

Verpflegungsstelle zusteuern: »Ihr liegt schon zehn Sekunden über Zeitlimit.«

Panik breitet sich in meinem Kopf aus: »Die werden uns doch nicht jetzt schon aus dem Rennen nehmen!« Diese Befürchtung lähmt mich – und das zu einem Zeitpunkt, an dem es mir bereits an Kraft mangelt.

Als Harald und ich die Flaschen gefüllt und ein paar Stücke Banane in uns reingestopft haben, bewegen wir uns im Schlappschritt weiter vorwärts.

Meine Motivation ist auf dem Nullpunkt. War die erste Etappe etwa schon die letzte für mich?

Aufgeben kommt jedoch nicht infrage. 450 Höhenmeter liegen vor Harald und mir, und die Wege sind rutschig und matschig.

Als Haralds Schuh im Schlamm steckenbleibt, muss ich ihm mit meinen letzten Kräften helfen. Nachdem wir den Schuh aus dem Matsch gezogen haben, ist er voll Wasser und Schlamm. Harald schimpft, ich grummle vor mich hin.

Mutlos quälen wir uns vorwärts. Noch vier Kilometer bis zum Ziel.

Als ich einen Schluck trinken will, stelle ich fest, dass die Trinkflasche aus der Außentasche des Rucksacks gefallen ist. Schade um die schöne Flasche, die ein Andenken an den Ultratrail du Mont Blanc war. Und schlimm für mich, denn ich habe großen Durst. Ich versuche, so gut wie möglich mit der Situation klarzukommen. Denn ändern kann ich sie jetzt nicht.

Nach ein paar Bachüberquerungen und mit nassen Füßen erreichen Harald und ich endlich einen weiteren Kilometerhinweis. Ein Kilometer ist es noch. Nur bergab.

Wir sind optimistisch, denn das sollte in zehn Minuten zu schaffen sein. Für den angeblichen Kilometer benötigen wir allerdings geschlagene fünfundzwanzig Minuten.

Nach sieben Stunden und vierzig Minuten, rund fünfunddreißig Kilometern und 2545 Höhenmetern erreichen Harald und ich endlich das Ziel in Lech, Hand in Hand und mit einem Lächeln im Gesicht. Unsere Schuhe sind schlammige Klumpen, und meine Finger dick angeschwollen und taub.

Aber ich habe es geschafft! Die erste Etappe des Transalpine-Run kann mir keiner mehr nehmen.

Sobald ich im Hotel bin, gehe ich duschen und versuche, mich zu entspannen. Derweil holt Tina Pizza. Ich bin zu kaputt, um zur Pasta-Party zu gehen. Das ist schade, denn dort gibt es nicht nur das Briefing für den nächsten Tag und leckeres Essen, sondern auch die Siegerehrung und die Bilder des Tages.

Mit der Pizza in der Hand sitze ich nach der Dusche auf meinem Bett. Da ich nach diesem anstrengenden Tag nun endlich zur Ruhe kommen kann, falle ich in mich zusammen. Die Tränen rollen, und ich bin mir sicher, dass ich die morgige Etappe nicht im Zeitlimit schaffen kann.

Baldrian und aufmunternde Worte von Harald und Tina sorgen dafür, dass ich trotzdem meine Klamotten für den nächsten Tag aus der Tasche krame und die schlammigen Schuhe abbürste und trocken föhne.

Der Blick auf den Streckenplan lässt uns nicht gerade hoffen, dass wir die morgige Etappe bewältigen können, aber wir beschließen, es auf jeden Fall zu versuchen. Es geht nach Sankt Anton. Dort zu Fuß anzukommen ist mein Ziel. Und meine Ziele verfolge ich immer – egal, wie absurd sie manchmal erscheinen.

Am nächsten Morgen zeigt das Thermometer eiskalte drei Grad. Da hilft nur eins: warme Kleidung. Vor allem ich bin eingemummelt, als bräche ich zu einer Nordpolexpedition auf.

Harald hat heute einen neuen Plan: Wir wollen nicht wieder als Letzte starten, sondern uns im hinteren Drittel platzieren. Aus diesem Grund passieren wir relativ früh das Check-in für die Startbox.

Während der Transalpine-Run-Song durch die Morgenluft tönt, pelle ich mich aus zwei meiner Jacken und lege meine dicke Mütze ab. Als *Highway to Hell* gespielt wird, ist mir schlecht. Meine Zweifel verdrängen meinen Optimismus.

Doch bevor ich einen Rückzieher machen kann, geht es los in Richtung Sankt Anton. Wir joggen mit der Masse. Wieder verlassen wir nach ein paar Metern den Ort und laufen auf einem Steig. Es ist nicht mehr ganz so rutschig wie gestern, aber es geht direkt sehr steil nach oben.

Um den ersten Kontrollpunkt zu erreichen, bleiben uns zwei Stunden. In dieser Zeit müssen wir den Rüfikopf erklimmen. Die Strecke ist zwar nur sechs Kilometer lang, aber auf dieser relativ kurzen Distanz sind rund tausend Höhenmeter zu bewältigen.

Ich gebe den Takt vor, laufe vor Harald her. Das haben wir so vereinbart, und das ist auch sinnvoll, denn der Schwächere läuft in der Regel vorne.

Als wir eine gute Gruppe vor uns haben, hängen wir uns an sie dran. Ich versuche, nie den Kontakt zu ihnen abreißen zu lassen. Das gelingt mir zu meinem eigenen Erstaunen auch recht gut und baut mich auf.

Plötzlich wird unser Weg steinig, und wir müssen uns konzentrieren, damit kein Schritt danebengeht und zu einem frühen verletzungsbedingten Aus führt. Einen Blick für die Schönheit der Landschaft habe ich hier nicht übrig.

Nach einer Stunde und vierzig Minuten erreichen Harald und ich die Verpflegungsstelle. Zwanzig Minuten bleiben uns, um ein bisschen zu verweilen. Das tut gut. Angesichts der vielen anderen Läufer, die uns am Verpflegungsstand begegnen, liegen wir sehr gut im Rennen.

Nach der Pause geht es ein paar Höhenmeter bergab, doch schon bald wartet die Rauhekopfscharte auf 2400 Metern auf uns. Der Blick von dort entschädigt für die Anstrengungen, die wir unternommen haben, um die Bergspitze zu erreichen. Aber Zeit, um uns dort aufzuhalten, bleibt uns nicht.

Auf einem sehr schmalen Grat bewegen wir uns bergab. Der Steig ist teilweise so eng, dass wir Angst haben, in die Tiefe zu stürzen. Wir sind froh, als wir auch diesen Teil der Etappe hinter uns gebracht haben.

Es folgt allerdings eine weitere Herausforderung. Der Aufstieg zum Vallugagrat auf 2750 Meter ist steil und bereitet mir Schmerzen. Der Schnee ist rutschig, und ich finde kaum Halt. Ab und an quäle ich mich auf allen vieren vorwärts – und bin nicht die Einzige. Meine Kräfte schwinden, denn mit zunehmender Höhe wird die Luft dünner, und das Atmen fällt schwerer. Als ich gemeinsam mit Harald endlich den höchsten Punkt der heutigen Etappe erreiche, nehmen wir uns kurz Zeit. Zeit, um eine wundervolle Aussicht auf eine atemberaubende Kulisse zu genießen.

Ich habe schon viele Berge bestiegen, aber was ich auf dem Vallugagrat sehe und erlebe, übertrifft alles Bisherige. Ganz oben stehen, dem Himmel ganz nah sein und den Körper spüren. Wissen, dass der kranke Körper in der Lage ist, solche Berge zu bezwingen. Ich empfinde pures Leben.

Der Abstieg ist anspruchsvoll. Ohne Seil ist man hier hilflos; glücklicherweise hat Streckenchef Wolfgang dort eines angebracht. Wir hangeln uns durch eine zerklüftete Felslandschaft hinab in die Tiefe. Es erfordert eine hohe Konzentration, und obwohl ich mich während meiner Qual bergauf mit dem Gedanken getröstet habe, dass es bald bergabgeht, kann ich jetzt nicht sagen, dass es weniger anstrengend ist. Dieser Transalpine-Run verlangt alles von mir ab.

Harald und ich erreichen die zweite Verpflegungsstation auf der Ulmer Hütte in knapp über fünf Stunden. Eine Stunde vor dem Zeitlimit. Ich bin glücklich, vor allem in Anbetracht der Tatsache, dass ich nur noch rund sechs Kilometer bis Sankt Anton vor mir habe. Allerdings bedeuten diese sechs Kilometer auch tausend Höhenmeter im Abstieg.

Wir lassen uns beim Abstieg auf zumeist breiten Forststraßen und über wunderschöne Wiesen Zeit.

Als ich Sankt Anton in der Ferne erblicke, bekomme ich eine Gänsehaut. Ich werde mein Minimalziel, Sankt Anton, tatsächlich erreichen.

Hand in Hand und mit einem Lächeln im Gesicht erreichen Harald und ich nach sechs Stunden und acht Minuten, ungefähr fünfundzwanzig Kilometern und 2014 Höhenmetern das Ziel.

Ich habe alles gegeben und bin am Abend ziemlich am Ende. Wieder bin ich zu platt, um zur Pasta-Party zu gehen, und esse Kartoffeln aus dem Glas und Kuchen, den Tina mir aufs Zimmer liefert.

Die Kleidung für morgen liegt bereit. Ich werde Sankt Anton morgen zu Fuß verlassen. Das hätte ich niemals erwartet.

Nach einer kalten Nacht starten Harald und ich am frühen Morgen von Sankt Anton aus zur dritten Etappe des Runs.

Ich friere und werde bis zum ersten Verpflegungspunkt, der Darmstädter Hütte bei Kilometer zwölf, kaum warm, obwohl wir bis dahin schon 1100 Höhenmeter hinter uns bringen. Ab und zu leihe ich mir einen von Haralds Laufstöcken und beginne, mich mit einer seltsamen Einhandstocktechnik fortzubewegen. Das sieht sicher sehr lustig aus, ist für mich aber eine große Hilfe und sehr effektiv.

Wir erreichen die Hütte in etwas über zwei Stunden, fast fünfundvierzig Minuten vor dem Zeitlimit. Das macht Mut, und allmählich beginnt die Sonne, mich zu wärmen.

Der Aufstieg zum Kuchenjoch führt über ein Geröllfeld. Ich fühle mich wie bei einem Ausflug zum Mond. Während ich diese Passage genieße und konzentriert von Stein zu Stein balanciere, höre ich hinter mir nur wildes Schimpfen: »Steine, Steine, überall Steine! Ich kann keine Steine mehr sehen.« Harald, der nicht über so viel Koordinationsgeschick verfügt, tut sich auf diesem Weg der Stolperfallen schwer und macht seinem Ärger Luft.

Das letzte Stück bis zum Gipfel ist seilversichert und nichts für Menschen mit Höhenangst. Wir hangeln uns an einem Seil bergauf, den Blick stets nach oben gerichtet. Unter uns lauert der steinige Abgrund.

Wolfgang, der Streckenchef, und andere Helfer kauern in Felsvorsprüngen, um die optimale Sicherheit für die Läufer zu gewährleisten, und feuern uns an. Das tut gut, denn Zuschauer gibt es beim Transalpine-Run nicht viele.

Als Harald und ich den Abstieg zur tausend Meter tiefer gelegenen Konstanzer Hütte – dem nächsten Kontrollpunkt – antreten, kreist dicht über uns ein Hubschrauber. Von diesem aus werden wir für einen Bericht im Fernsehen und eine DVD gefilmt.

Ich weiß nicht, ob es am Hubschrauber lag oder an der Tatsache, dass wir zwischenzeitlich nicht mehr nur auf Steinen, sondern auch auf einem schmalen Pfad im Gras unterwegs waren – auf jeden Fall bin ich für einen winzigen Moment unachtsam, und da passiert es: Ich trete mit dem linken

Fuß neben den Pfad, verliere den Halt und purzle kopfüber den Hang hinunter. Nach drei Überschlägen bleibe ich etwa fünf Meter weiter unten liegen.

Besorgte Schreie von oben.

»No worries, I am okay«, ist meine Antwort.

Als ich dann den Hang wieder hochkrabbele, sehe ich Blut an meinen Händen. Der Ellbogen schmerzt und ist schon dick angeschwollen. Die Knie tun weh. Aber ich laufe weiter, wenn auch auf wackeligen Beinen, denn der Schock sitzt noch in den Knochen.

Langsam und vorsichtig bewegen Harald und ich uns weiter abwärts. Durch das verminderte Tempo gerate ich in Panik und befürchte, den Kontrollpunkt nicht im Zeitlimit zu erreichen und zu riskieren, aus dem Rennen genommen zu werden.

Nach vier Stunden und fünfzehn Minuten kommen wir am Verpflegungspunkt auf 1770 Metern an. Fast achtzehn Kilometer liegen bereits hinter uns. Fünfzehn Minuten Zeitpolster sind nicht viel, aber genug, um im Rennen zu bleiben, kurz die Getränkeflaschen aufzufüllen und ein paar Bissen zu essen.

Jetzt sind es noch fünfzehn Kilometer und knapp tausend Höhenmeter bis ins Ziel. Der Aufstieg zum Schafbichl-Joch liegt vor uns. Der Weg zieht sich zunächst sanft durch grüne saftige Almwiesen. Die Idylle hier oben ist traumhaft.

Doch dann folgt das nächste Geröllfeld, mit Kräfte raubendem Anstieg. Glücklicherweise haben Harald und ich erneut eine Gruppe gefunden, an die wir uns dranhängen können. Dennoch ist der Aufstieg auf den 2636 Meter hohen Gipfel die pure Qual für mich. Ich schleiche wie ein Affe, die Arme fast am Boden hängend, vor Harald den Berg hinauf. Mein Atem geht schwer, die Beine brennen, der Herzrhythmus ist unruhig, und ich kämpfe um jeden Meter.

Dann ist endlich eine Beachflag in Sicht, die den höchsten Punkt kennzeichnet. Das Ende der Quälerei.

Oben angekommen, offenbart sich zum zweiten Mal an diesem Tag eine wunderschöne Bergkulisse, aber auch die kann meine Hysterie nicht bremsen. Ich japse nach Luft und verlange unter Tränen nach der Trinkflasche und einem Energieriegel. Die Nerven liegen blank, denn mein Herz scheint nicht mehr mitmachen zu wollen.

Ein paar Minuten später finde ich wieder zu meiner gewohnt optimistischen Haltung zurück, und die Reise kann weitergehen. Aufgeben ist keine Option, und wir stürzen uns regelrecht in den Abstieg. Fünfhundert Höhenmeter sind es bis zur letzten Verpflegungsstation – und das nur bergab.

Zwanzig Minuten vor cut off erreichen Harald und ich die letzte Kontrollstelle auf der Friedrichshafener Hütte.

Dort treffen wir Christian, einen Laufkollegen, der mit dickem Fuß in der Hütte sitzt. Er ist umgeknickt und muss den Transalpine-Run beenden. Wir nehmen uns Zeit für einen kurzen Plausch, während wir etwas essen und trinken.

Dann geht es die letzten sechs Kilometer über kleinere Trails hinab ins Ziel nach Galtür. Drei Kilometer vor Zieleinlauf riskieren wir einen Blick auf die Uhr: Eine Zeit unter acht Stunden ist möglich. Das spornt uns an. An Laufen ist zwar nicht mehr zu denken, aber wir gehen zügig.

Die letzten Meter ins Ziel joggen wir dann doch. Wir sind überglücklich, die heutige Etappe erfolgreich beendet zu haben, wieder Hand in Hand, als echtes Team. Heute haben wir in sieben Stunden und siebenundfünfzig Minuten fast dreiunddreißig Kilometer und 2437 Höhenmeter bewältigt. Ich bin einmal mehr erstaunt, welche Leistungen mein Körper erbringen kann.

Auch heute lasse ich die Pasta-Party ausfallen und werde von Tina mit Nudeln und Salat auf dem Zimmer verpflegt.

Nach dem Essen sitze ich im Hotel auf dem Sofa und beobachte den Sonnenuntergang vor einer grandiosen Bergkulisse, während Harald und Tina sich bei der Pasta-Party vergnügen. Ich bin entspannt und guter Dinge und freue mich auf die morgige vierte Etappe.

Schlaf zu finden ist bei solchen Belastungen nicht leicht. Der Körper ist überlastet und kommt nur schwer zur Ruhe. Ich kann zwar auch nicht viel schlafen, aber das ist bei mir normal. Denn je ruhiger ich bin, desto unruhiger wird mein Herzrhythmus, und das hält mich oft wach. Ich habe gelernt, mich mit Musik zu entspannen. Auch im Hotel in Galtür habe ich den MP3-Player als Entspannungshilfe auf den Ohren. Und irgendwann schlafe ich ein.

Unsanft werde ich von Och gegen vier Uhr morgens geweckt. Er gibt eine gute Ladung Strom an mich ab. Ich bleibe einfach auf dem Rücken liegen und starre ins Dunkel.

Harald ist besorgt und weiß nicht, ob er mich morgen mit in die Schweiz nehmen soll. Er hat Angst, dass auch dann mein Herz aussetzen und mir etwas zustoßen könnte.

Aber natürlich will ich unbedingt weiterlaufen, denn die nächste Etappe ist schon Halbzeit. Ich will mir das Leben nicht von meiner Krankheit diktieren lassen. Genau genommen will ich das nie, und ich kämpfe immer wieder dagegen an. Ein sinnloser Kampf, wenn man es genau betrachtet. Denn die Krankheit macht letztlich doch mit mir, was sie will. Rücksichtslos zerstört sie Pläne, Träume, Ziele und lässt mich immer wieder einsam zurück.

Am nächsten Morgen stehe ich wieder neben Harald im Startfeld. Ich weiß, dass das nicht leicht für ihn ist. Aber er weiß auch, was es mir bedeutet, meine Träume zu verwirklichen.

Wieder ist es bitterkalt, aber das ist nicht meine einzige Sorge. Mein Herz schlägt unrhythmische Saltos, und ich habe Bedenken, dass der Lauf vielleicht doch eine Nummer zu groß für mich ist.

Die Hymne *Keep on Running*, die heute live von Matty gesungen wird, kann ich leider nicht so intensiv wahrnehmen, wie ich es gerne täte. Ich bin damit beschäftigt, meinen Herzrhythmus unter Kontrolle zu halten. Ein fast auswegloses Unterfangen.

Der Startschuss um neun Uhr ist so etwas wie eine Erlösung für mich. Vorwärts will ich, immer weiter, bloß nicht stillstehen. Dem Tod davonlaufen, darin habe ich ja schon Übung.

Die ersten zehn Kilometer laufen wir auf einer Forststraße. Harald und ich sind richtig gut unterwegs, kommen in einen angenehmen Laufrhythmus. Wir reden kein Wort. Ich gebe nur Zeichen: Daumen hoch, Daumen waagrecht oder Daumen runter. Je länger wir unterwegs sind, desto besser geht es mir.

Die Jamtalhütte nach rund zehn Kilometern beherbergt die erste Verpflegungsstelle. Wir sind neunzig Minuten unterwegs und liegen eine halbe Stunde vor dem Zeitlimit. Schnell stopfen wir uns mit Bananen und Riegeln voll, schütten Iso nach und machen uns an den Aufstieg zum Futschölpass auf 2768 Meter.

Der Aufstieg gestaltet sich technisch nicht ganz so anspruchsvoll wie diejenigen auf den letzten Etappen. Es gibt keine seilversicherte Passage, dafür aber eine steile Steigung über Geröll. Erst wenn man oben steht, kann man nachvollziehen, wofür man sich quält. Das Panorama ist einfach fantastisch. Nur Berge, keine Zivilisation, lediglich ein paar verrückte Läufer, die mit Rucksäcken bewaffnet den Gipfel stürmen.

Vom Futschölpass aus stürzen wir uns wieder in die Tiefe, hinab bis auf 1900 Meter. Wir kommen zügig vorwärts, fallen immer wieder in einen angenehmen Laufschritt. Heute habe ich nur so viel Eile, wie unbedingt nötig ist. Ich will diese Etappe ganz bewusst erleben, nachdem ich dafür doch extra überlebt habe.

Die nächste Verpflegungsstelle befindet sich auf 2300 Metern. Es geht also wieder bergauf. Der Weg schlängelt sich dahin, die Sonne brennt vom Himmel, und die Verpflegungsstelle will einfach nicht in Sicht kommen.

Nach vier Stunden und dreißig Minuten erreichen wir den Kontrollpunkt in Alp Laret und werden dort von Carsten mit den Worten: »Willkommen in der Schweiz!«, begrüßt. Mit einem Polster von dreißig Minuten haben wir kurz Zeit, mit Carsten zu quatschen und uns zu stärken, bevor es weitergeht.

Hinauf zum zweiten Gipfel des Tages. Harald und ich sind beide schon ziemlich am Ende, gehen langsam bergauf. Obwohl wir schleichen wie die Schnecken, überholen wir sogar noch andere Teams. Auf dem Gipfelgrat angekommen, liegt noch eine kleine Klettertour auf den Gipfel vor uns. Mal wieder sind wir auf allen vieren unterwegs, denn anders würden wir hier nicht mehr hochkommen. Und dann haben wir ihn bezwungen, den Piz Clünas, der gewaltige 2793 Meter hoch ist. Zum Verweilen ist jedoch keine Zeit, aber ich fühle mich trotzdem gut. Ich bin stark, stärker als der Mann in Schwarz.

Steil geht es nun bergab. Wir trauen uns kaum, hinunter ins Tal zu sehen. Jetzt heißt es: Bloß nicht ausrutschen, keine Verletzung riskieren. Mein Arm ist schon blaugrün und dick, die Hände haben viele Schürfwunden und blaue Flecken, und die Knie sind geschwollen. Das reicht.

Nach knapp über sieben Stunden erreichen wir die letzte Verpflegungsstation.

Jetzt geht es nur noch rund sechs Kilometer über eine Skiabfahrt hinunter. Was sich so leicht anhört, wird zur Tortur. Meine Knie sacken weg, denn ich habe einfach keine Kraft mehr, und der Hang ist wirklich steil. Harald setzt sich einfach auf den Hosenboden, rutscht einen kleinen Grasabhang hinunter und erntet damit Beifall von zwei Läuferinnen.

Dann sind wir endlich in Scuol. Hand in Hand überqueren wir die Ziellinie nach acht Stunden und zwei Minuten, fast vierzig Kilometern und 2339 Höhenmetern.

Heute fließen bei mir ein paar Tränchen, denn die Anspannung war sehr groß. Es sind Glückstränen, aus Dankbarkeit, dass ich es mal wieder geschafft habe, über meinen Schatten zu springen und ihn hinter mir zu lassen, um im Sonnenschein zu stehen.

Im Hotel falle ich nach der Dusche einfach nur auf mein Bett und mache mich einmal mehr über Kohlehydrate in Form von Kartoffeln im Glas her. Ein Gourmet bin ich während dieses Laufes wahrlich nicht. Tina bessert die Qualität des Essens auf, denn sie hat wieder Kuchen besorgt.

Während Tina und Harald im Hotel zu Abend essen, mache ich es mir vor der Glotze gemütlich.

Mein Körper ist geschunden, überall habe ich Schrammen und blaue Flecken, und die Lippen sind so dick angeschwollen, dass ich den Mund gar nicht schließen kann. Die Knie sind dick und heiß. Außerdem habe ich mir trotz Sunblocker einen Sonnenbrand eingehandelt. Eine Schönheitskur für den Körper ist der Transalpine-Run nicht. Aber er ist gut für die Seele.

Als die Sonnenstrahlen am nächsten Morgen in unser Zimmer blinzeln, bin ich total gut drauf. Och hat die Füße stillgehalten, und ich habe immerhin drei Stunden am Stück geschlafen, bin also gut ausgeruht.

Gemütlich sitze ich auf dem Bett, frühstücke Obst und einen Energieriegel und freue mich auf die nächste Etappe des Laufs. Heute liegt quasi ein Ruhetag vor mir: Es steht nur der Bergsprint an, über die Strecke von etwas über sechs Kilometern und neunhundert Höhenmetern. Die Etappe wird heute zwar teamweise gestartet, aber jeder darf auch einzeln ins Ziel kommen, ohne disqualifiziert zu werden. Entspannt lasse ich meine Gedanken schweifen.

Ich weiß gar nicht, wie mir geschieht, aber plötzlich liege ich vor dem Bett. Ich gehe davon aus, dass Och mir Strom verpasst hat. Mitbekommen habe ich es nicht.

Schweißgebadet und zitternd hangle ich mich aufs Bett zurück. Ich atme tief durch und versuche, mich zu beruhigen. Wenn Harald vom Frühstück mit Tina zurückkommt, darf ich mir auf keinen Fall anmerken lassen, dass es mir schlecht geht. Ich will diesen Bergsprint schaffen, unbedingt.

Als ich mit Harald eine Stunde später in Richtung Start aufbreche, ist mir übel und schwindelig, und ich fühle mich schwach. Bis zu unserem Start um zehn Uhr vierundzwanzig ringe ich mit dem Tod.

Vielleicht war ich zu aufmüpfig, denn heute will er es wirklich wissen. Er erwischt mich vor einem mobilen Toilettenhäuschen am Start. Hilflos liege ich da, und Och liefert sich einen siegreichen Kampf mit dem Mann in Schwarz.

Wenig später stehe ich, auf Haralds Stöcke gestützt, am Start. Ich bin leichenblass und zittere trotz Sonnenschein und sommerlichen Temperaturen. Meine Zweifel sind groß, ob ich diese sechs Kilometer bis ins Ziel schaffen kann. Aber ich will es unbedingt probieren, und ich kann auf die volle Unterstützung von Harald und dem Team von Plan B zählen.

Wir werden auf die Strecke geschickt. Jetzt gilt es: Zähne zusammenbeißen und durch. Langsam quäle ich mich bergauf, immer auf die Stöcke gestützt. Meter für Meter schleppe ich mich nach oben. Nur nach vorne, nur nicht stehenbleiben.

Die Strecke kenne ich bereits, denn gestern kam ich genau auf demselben Weg voller Euphorie nach Scuol hinunter.

Harald und ich werden von den hinter uns gestarteten Teams überholt, und meine Kräfte reichen nicht, um die schwächeren Teams, die dreißig Sekunden vor uns gestartet sind, einzuholen. Aber das ist uns völlig egal.

Der Boden scheint sich unter mir zu drehen. Ich fange an, die Schritte zu zählen, um mich nur darauf zu konzentrieren, vorwärtszukommen. Nach rund zwanzig Minuten habe ich meinen eigenen Rhythmus gefunden, der angesichts des vielen Stroms, den ich heute schon abbekommen habe, sehr langsam ist.

Wir kommen stetig vorwärts, und heute gibt es glücklicherweise kein Zeitlimit, das uns unter Druck setzt. Mein größter Feind bin ich selbst.

Endlich ist Land in Sicht: Wir sehen den großen Zielbogen, die Beachflags der Sponsoren, hören Musik und Sven, den Moderator.

Auf den letzten zweihundert Metern gebe ich die Stöcke ab und stütze mich auf Haralds Hand. Gemeinsam überqueren wir die Ziellinie. Wir haben es mal wieder geschafft. Die Zeit von einer Stunde und siebenundzwanzig Minuten ist zwar keine Glanzleistung. Aber wir sind noch im Rennen, und ich lebe.

Einer der Ärzte wartet schon am Ziel auf mich. Wir vereinbaren einen Termin am Rescue-Zelt im Start-Ziel-Bereich, wo ich ein bisschen aufgepäppelt werden soll.

Zunächst gehen Harald und ich jedoch in die Bergstation, wo ein reichhaltiges Buffet für uns Läufer aufgebaut ist, und greifen bei den Leckereien ordentlich zu. Ich stopfe alles in mich rein, was irgendwie geht, denn ich habe die Hoffnung, dass Essen mir in meinem schlechten Zustand hilft.

Den Weg zurück nach Scuol müssen wir zum Glück nicht laufen, sondern werden in kleinen Bussen hingefahren.

Dort gehe ich wie besprochen zum Zelt des Rescue-Teams, wo schon Nico, Lutz und Christa auf mich warten. Ich bekomme eine Infusion mit Magnesium verabreicht. Es gibt zwar keine medizinischen Beweise, dass Magnesium bei Herzrhythmusstörungen, wie ich sie habe, hilft, aber bisher habe ich mich danach immer wohler gefühlt. Darum geht es letztendlich. Während ich daliege und die Flüssigkeit in meinen Arm läuft, plaudere ich mit Christa, und auch Nico und Lutz schauen immer mal wieder vorbei. Lutz verpasst mir einen lustigen Spitznamen: Grittywoman.

Harald nennt mich immer noch ab und zu so. Vor allem dann, wenn ich etwas Besonderes geleistet habe – sozusagen in Erinnerung an den Transalpine-Run.

Nach der Infusion fühle ich mich viel besser, und wir fahren zurück ins Hotel. An diesem Abend gehe ich mit Tina und Harald essen und verputze ein großes Steak mit Kartoffeln. Nach dem Abendessen werfe ich mir viele Baldrianpillen ein, packe mir Musik in die Ohren und falle recht schnell in einen traumlosen, tiefen Schlaf.

Man kann es schon als Wunder bezeichnen, dass Harald und ich am nächsten Morgen in Scuol gemeinsam am Start stehen. Es ist wieder bitterkalt, aber wir sind bereit, uns auf den Weg nach Südtirol zu machen.

Je kälter es ist, desto länger brauchen wir, um in den Tritt zu kommen. Ich bin einmal mehr eingemummelt, als wolle ich nach Sibirien. Trotzdem sind Hände und Füße eiskalt.

Die ersten acht Kilometer geht es fast nur bergab. Die Forststraße ist breit, und Harald und ich laufen in einem angenehmen Joggingschritt, den wir nur bei kleineren Hügeln unterbrechen. Es erfordert all meine Kraft und Selbstdisziplin, einen Fuß vor den anderen zu setzen, aber der Wille ist mal wieder stärker als alles andere.

Nach fünfundfünfzig Minuten geht es langsam bergauf. Neben uns fließt über weite Strecken ein Fluss, den wir mehrfach auf kleineren Brücken überqueren.

Bis zur ersten Verpflegungsstation, die richtig idyllisch liegt, benötigen wir knapp unter zwei Stunden. Das bedeutet, wir haben ein Zeitpolster von mehr als dreißig Minuten. Wir essen und trinken, bevor wir weiterlaufen.

Nun beginnt der Weg, auf den ich mich schon die ganze Zeit gefreut habe: der Steig in die Uinaschlucht. Diese Felsschlucht ist atemberaubend schön und bietet ein tolles Ambiente für den weiteren Aufstieg. Ich weiß überhaupt nicht, wo ich zuerst hinschauen soll, alles, was ich sehe, ist faszinierend. Wir durchqueren sogar eine Höhle, die gespenstisch wirkt, aber großen Eindruck bei mir hinterlässt.

Als wir die Schlucht verlassen, breitet sich vor uns eine wunderschöne grüne Almwiese aus, die von grünen Hügeln eingerahmt ist.

Mittlerweile befinden wir uns in Südtirol. Das Zielland ist erreicht.

Der höchste Punkt der heutigen Strecke befindet sich auf 2315 Metern, aber der Weg dorthin schlängelt sich über die Hochebene und ist angenehm zu laufen. Es gibt keine Hindernisse, keine großen Steigungen oder Gefälle. Unser

Tempo ist allerdings nicht so gemütlich, denn ich will ankommen und die sechste Etappe beenden.

Aufgrund des schönen Wetters kommen uns viele Wanderer entgegen. Die meisten lassen uns großzügig den Vortritt und feuern uns an. Das tut gut, und ich registriere wieder, dass ich mich in einem Wettkampf befinde. Manchmal vergesse ich das während dieses Transalpine-Run tatsächlich.

Harald und ich laufen dem nächsten Verpflegungspunkt entgegen, der Plantapatschhütte auf 2108 Metern. Der Blick auf die schneebedeckten Dolomiten ist wunderschön, die Fernsicht grandios.

Nach der Hütte führt uns der Weg nur noch bergab. Wir sind sehr angetan, dass keine unangenehmen Überraschungen in Form von steilen Skiabfahrten oder scheinbar unüberwindbaren Felsbrocken auf uns warten. Über Forststraßen, Wald- und Wiesenwege geht es ins Tal. Auch wenn die Knie schmerzen und die Füße brennen, kommen wir gut voran.

Der nächste Kontrollpunkt ist erstmals nicht auch gleichzeitig Verpflegungsstelle. Wir erschrecken fast ein wenig, als wir auf einem kleinen Waldweg plötzlich einen Zeitmesser sehen, der unsere Startnummern einscannt. Die Verpflegungsstation befindet sich einige Kilometer weiter auf der Asphaltstraße.

Die letzten fünf Kilometer joggen wir auf einem Radweg im Sechser-Schnitt vor uns hin. Es tut richtig gut, zur Abwechslung mal auf Asphalt zu laufen. Ich denke, ich fliege.

Nach knapp über sechs Stunden überqueren wir nach siebenunddreißig Kilometern und 1332 Höhenmetern die Ziellinie der sechsten Etappe in Mals. Hand in Hand und lächelnd.

Nach der Zielverpflegung brechen wir in Richtung Hotel auf.

Tina hat einmal mehr alles perfekt vorbereitet. Täglich wartet sie mit unseren Wechselklamotten geduldig am Ziel. Und wenn wir ins Hotel kommen, sind unsere Taschen schon im Zimmer. Das ist Luxusbetreuung, wie man sie nur von Freunden bekommt.

Harald und Tina gehen noch zum Essen in eine nahegelegene Pizzeria und bringen mir eine Pizza und ein Schnitzel mit. Mein abendliches Entspannungsprogramm auf dem Bett tut dem geschundenen Körper und dem müden Geist gut.

An diesem Abend kreisen meine Gedanken um die nächste Etappe. Die Rappenscharte erwartet uns. Es ist der höchste Punkt des Transalpine-Run und liegt auf über dreitausend Metern. Morgen müssen wir also noch einmal hoch hinaus, um in Schlanders anzukommen. Ich bin nervös und fürchte mich vor dem Berg, der es allen Erzählungen nach in sich hat.

Unruhig wälze ich mich im Bett hin und her, zwischen Frösteln und Hitzewallungen. Entspannung und Ruhe finde ich nicht.

Noch bevor der Wecker klingelt, weckt Och mich mit einer Stromabgabe. Diesmal bin ich überhaupt nicht locker und cool, sondern weine ganz fürchterlich. Selbst Harald gelingt es nicht, mich zu beruhigen. Ich fühle mich vom Leben benachteiligt und bade im Selbstmitleid, was bei mir Seltenheitswert hat.

Es sind doch nur noch zwei Etappen. Warum will mir jemand so kurz vor Schluss einen Strich durch die Rechnung machen? Einmal mehr stelle ich fest, dass man auf die Warum-Fragen selten eine befriedigende Antwort bekommt.

Ich quäle mich in die Laufklamotten und die inzwischen heißgeliebten Trailrunning-Schuhe. Verzweifelt versuche ich, mir einen Energieriegel und eine Banane einzuverleiben. Doch mir ist übel. Mit viel Flüssigkeit spüle ich die Nahrung herunter, denn ich weiß, dass ich ohne Frühstück gar nicht erst an den Start zu gehen brauche.

Auf dem Weg zum Start ist mir schwindelig, und ich friere trotz zweistelliger Temperaturen. Der Himmel ist wolkenverhangen, unsere Stimmung auf dem Tiefpunkt. Ich kann kaum stehen, mein Herz veranstaltet eine Achterbahnfahrt. Völlig verzweifelt stehe ich weinend in der Startbox.

Auch Haralds Nerven liegen blank, und er hat total miese Stimmung. Zum ersten Mal geraten wir während dieses Wettkampfs aneinander. Die Harmonie, die uns die letzten sechs Tage verbunden und über die Berge getragen hat, ist dahin.

Nach dem Startschuss rennt Harald los, ich kann ihm nicht folgen. Er ist wütend, ich bin wütend. So laufen wir in einer großen Gruppe durch Obstwiesen immer stetig bergauf, ohne den anderen auch nur eines Blickes zu würdigen.

Nach ein paar Kilometern wartet Harald auf mich und nimmt meine Hand. Wir sagen nichts, denn jeder weiß, was im jeweils anderen gerade vor sich geht. Uns quält die Ohnmacht, nichts außer Och gegen den lauernden Tod in der Hand zu haben. Wenn diese Ohnmacht zu groß wird, schlägt sie manchmal in Wut um. Diese Wut richtet sich nicht gegen den Partner, sondern gegen das Leben, das in solchen Augenblicken völlig sinnlos und absurd erscheint. Und genau deshalb hält diese Wut auch nie lange an. Zum Glück.

Wir bilden also wieder unser bewährtes Team – ich vorneweg, Harald dicht auf meinen Fersen.

Am Anfang ist die Lauferei noch angenehm, doch dann führt uns ein schmaler Weg an einer Almwiese entlang. Mal müssen wir gehen, weil es zu steil oder zu schmal wird, dann können wir wieder ein paar Meter rennen. Das macht wenig Spaß, und zu allem Übel fängt es auch noch an zu nieseln.

Irgendwann, ungefähr bei Kilometer neun, sind wir dann wieder auf Asphalt unterwegs und passieren ein kleines Dorf namens Matsch. Dort sitzen ein paar Kinder auf einem Gartenzaun wie die Hühner auf der Stange, klatschen uns ab und feuern uns mit ohrenbetäubendem Tröten an. Das ist ein schönes Erlebnis und zaubert mir ein Lächeln ins Gesicht.

Es liegen noch sechs Kilometer bis zum ersten Kontrollpunkt vor uns. Wir laufen auf einer kleinen Straße, der Nieselregen hat aufgehört, und es geht stetig bergauf. Schon bevor wir ihn sehen können, hören wir Moderator Sven, der am ersten Verpflegungspunkt für Partystimmung sorgt und die Läufer mit den Worten: »Rappenscharte is waiting«, anspornt.

Von der Verpflegungsstelle aus erscheint der Berg noch relativ harmlos, doch dieser Eindruck täuscht. Angefeuert von Sven und frisch gestärkt beginnen Harald und ich mit einem Zeitpolster von rund vierzig Minuten den Aufstieg zur Rappenscharte.

Gnadenlos geht es stetig und immer steiler durch wegloses Gelände bergauf. Ich lasse die Arme baumeln, tief nach vorne gebeugt – meine bewährte Affentechnik kommt wieder zum Einsatz.

Als wir das Hochplateau erreichen, machen wir eine kurze Verschnaufpause.

Dann geht es weiter über endlos viele Steine. Hochkonzentriert setzen wir einen Fuß vor den anderen. Auf Felsbrocken folgt Geröll. Ich mache einen Schritt vorwärts und rutsche gleich wieder zurück. Es ist so steil, dass wir praktisch senkrecht zum Berg stehen. Wenn wir stehenbleiben, ist das ziemlich fatal, denn dann rutschen wir sogleich wieder ein hart erkämpftes Stück zurück. Wir kommen nur langsam voran. Ich entwickle eine Alternative zur Affentechnik, indem ich die Hände auf die Oberschenkel stütze. Ob das effektiver ist, weiß ich zwar nicht, aber zumindest sieht es nicht ganz so bescheuert aus wie die baumelnden Affenarme.

Dann ist es so weit: Wir haben den höchsten Punkt des Transalpine-Run, die Rappenscharte, endlich erreicht. Dreitausend Meter über dem Meer. Obwohl wir keine Fernsicht haben, fühle ich mich einen Moment lang ganz groß – so groß, dass ich eine Wolke pflücken könnte. Ein erhebendes Gefühl.

Allerdings ist auf über dreitausend Metern die Luft dünn, der Wind eisig und die Aussicht an diesem Tag leider nicht berauschend. Nebelschwaden und Regenwolken ziehen auf, dann beginnt es zu graupeln. Ich zerre eine dicke Jacke aus dem Rucksack und ziehe sie über.

Schnell beginnen wir den Abstieg. So steil, wie es hochging, geht es auch wieder hinunter. Harald und ich stürzen uns regelrecht durchs Geröll in die Tiefe und rutschen mehr, als wir laufen.

Nach etwas unter sechs Stunden – genau im Zeitlimit – erreichen wir den letzten Kontrollpunkt des Tages, die Kortscher Alm auf rund zweitausend Metern. Graupel und Regen haben aufgehört, und ich kann die dicke Jacke wieder im Rucksack verstauen. Wir stärken uns schnell, bevor wir weiter talwärts laufen.

Die nächsten 1400 Höhenmeter geht es über Forststraßen und eine Rodelbahn hinab nach Schlanders. Es ist so steil, dass die Sehnen knirschen und die Knie schreien. Aber das spielt jetzt keine Rolle mehr.

Unterwegs kommen Harald und ich an einem Gatter mit der Aufschrift: »Vorsicht! Freilaufender wilder Stier!«, vorbei. Auch das kann uns nicht aufhalten. Mutig öffnen wir das Gatter, denn anders gelangen wir nicht auf den Weg ins Tal, und halten argwöhnisch nach wilden Stieren Ausschau. Stattdessen sehen wir nur zufrieden grasende Kühe. Entweder ist der wilde Stier von den vorangegangenen Läufern schon so beeindruckt, dass er friedlich ist, oder er grast heute in einem anderen Revier.

Wir lassen Kilometer um Kilometer hinter uns. Das Ziel scheint nicht näher zu kommen. Dafür brennt die Sonne vom Himmel.

Nach sieben Stunden und einunddreißig Minuten, fünfunddreißig Kilometern und 2145 Höhenmetern gelangen Harald und ich ins Ziel. Wieder Hand in Hand.

Selbst nach der erfolgreich bewältigten Etappe dieses Tages sind die Zweifel stärker als die Zuversicht. Die Nerven liegen blank. Uns trennen noch neunundzwanzig Kilometer vom Ziel in Latsch. Ich lasse den Tränen freien Lauf und kann mich gar nicht mehr beruhigen. Heulend sitze ich in einem Liegestuhl im Zielbereich. Ich kann mir nicht vorstellen, wie ich die morgige Etappe schaffen soll. Ich weiß ja nicht einmal, wie ich noch ins zweihundert Meter entfernte Hotel kommen soll.

Aufmunternde Worte von Uta von Plan B, Schokolade von Tina und Haralds gute Nachricht, dass ich nachher noch mal eine Magnesium-Infusion vom Rescue-Team bekomme, lassen die Tränen versiegen.

Nach einer entspannend heißen Dusche liege ich wenig später auf dem Balkon mit Blick auf die Berge in der Sonne, und Christa hängt mir die Infusion an. Ich bin dankbar, dass ich medizinisch so gut versorgt werde.

Abends gehen Harald, Tina und ich gemeinsam zur Pasta-Party. Einmal will ich auch beim geselligen Teil des Transalpine-Run mit dabei sein. Die Stimmung dort ist wirklich gut und das Essen lecker. Aber ich bin müde und damit beschäftigt, meine Herzachterbahn in Schach zu halten, und daher bleiben wir nicht allzu lange.

Auch in dieser Nacht ist an Schlaf nicht zu denken. Als ich im Bett liege, wälze ich mich von einer Seite auf die andere und stelle mir vor, wie es sein könnte, wenn Harald und ich es morgen ins Ziel nach Latsch schaffen würden. Ich bin nervös und angespannt. Irgendwann dämmere ich doch weg.

Morgens um vier Uhr jagen einmal mehr achthundert Volt durch meinen Körper. Och ist in vollem Einsatz, auch am Tag der letzten Etappe. Still und lautlos ertrage ich, was mit mir geschieht. Ich habe Panik, danach noch mal die Augen zu schließen. Also mache ich den Fernseher an und schaue blödsinnige Talkshows, bis endlich die Sonne aufgeht und ich aufstehen kann.

Gemeinsam mit Harald und Tina gehe ich frühstücken. Ich bekomme fast keinen Bissen hinunter. Mir ist übel und schwindelig, und dicke Tränen tropfen auf meinen Teller. Ich fühle mich klein, schwach und machtlos. Mein Kampfgeist liegt darnieder. Und die Angst nimmt mich gefangen. Ist der Transalpine-Run es wirklich wert, sich mit dem Tod anzulegen? Doch diese Überlegung kommt zu spät. Denn Rückzug zum jetzigen Zeitpunkt wäre die totale Niederlage.

Ein letztes Mal ziehe ich mir also tapfer die Laufklamotten über und stecke die schmerzenden Füße in meine Trailrunning-Schuhe.

Am letzten Wettkampftag herrschen ausgelassene Stimmung und totale Euphorie in den Startboxen. Alle Teilnehmer freuen sich regelrecht auf die letzte Etappe.

Nichts davon kann ich teilen. Ich konzentriere mich nur

darauf, meinen Herzrhythmus mit zwischenzeitlich erworbenen Tricks – wie langsam und stetig kleine Schlucke zu trinken und zu hopsen – in Schach zu halten. Ich bin leichenblass und zittere. Wenn ich erst einmal unterwegs bin, komme ich auch an, mache ich mir selbst Mut. Und wenn es auf allen vieren ist.

Um punkt neun Uhr ertönt endlich der Startschuss, und Harald und ich verlassen Schlanders bei wolkenverhangenem Himmel. Ein letztes Mal schallt *Highway to Hell* hinter uns her.

Hand in Hand laufen wir vorwärts, doch heute Morgen ist bei mir die Luft raus – im wahrsten Sinne des Wortes. Schon nach wenigen Metern verlieren wir den Anschluss an das Feld. Hinter uns sind nur noch der Schlussläufer und ein Fahrzeug der Organisatoren. Davon lassen wir uns jedoch nicht entmutigen, denn heute gibt es keine Zeitlimits. Heute zählt nur das Ankommen.

Heini von Plan B hat mir gestern Abend noch ins Ohr geflüstert, dass sie das Ziel so lange offen lassen, bis Harald und ich auch da sind – egal, wie lange es dauert. So viel echte Anteilnahme ist unglaublich und stärkt mir den Rücken.

Eine geschlossene Bahnschranke, die einen Teil des Feldes am Weiterlaufen hindert, wird unser Glücksbringer. Durch diese Zwangspause können wir wieder Anschluss finden.

Danach geht es langsam bergauf. Teilweise schiebt Harald mich. Das erleichtert mir das Vorankommen, auch wenn ich gerne aus eigener Kraft weiterlaufen möchte. Aber schließlich sind wir ein Team, in dem einer von der Stärke des anderen profitieren soll und kann. Und ich habe den ganzen Transalpine-Run über bisher keine derartige Unterstützung in Anspruch genommen.

Allmählich finde ich einen Laufrhythmus, der meinem Herzrhythmus gefällt. Ich kann und will wieder alleine laufen. Zum ersten Mal an diesem Tag huscht der Ansatz eines Lächelns über mein Gesicht. Der Optimismus ist wieder da, der Tod steht einsam im Abseits.

Als Harald und ich den ersten Steig angehen, kommen wir gut voran.

Die erste Verpflegungsstelle bei Kilometer sieben auf der Göflaner Alm erreichen wir nach einer Stunde und achtunddreißig Minuten. Auch wenn das heute egal ist, liegen wir doch supergut in der Zeit.

Jetzt geht es zum letzten Mal hinein in den Berg. Fast schon ein wenig wehmütig werde ich bei dem Gedanken, dass die Göflaner Scharte erst mal der höchste Punkt sein wird, den ich in nächster Zeit erreichen werde.

Harald und ich sind gut dabei, können beim Anstieg weitere Teams überholen und kämpfen uns über Geröll den letzten Gipfel der Tour hinauf. Noch einmal genießen wir das Gefühl, auf 2396 Metern ganz oben zu stehen. Die Sonne blinzelt ein wenig durch die Wolken, aber der Wind ist eisig.

In rasantem Tempo geht es anschließend bergab. Ich mache bis zur letzten seilversicherten Passage mächtig Druck. Über einen wunderschönen Panoramaweg, der allerdings höchste Konzentration erfordert, um auf den letzten Metern nicht zu stürzen, erreichen wir die Forststraße.

Zum letzten Mal besuchen wir einen Verpflegungsstand. Dort halten wir uns ein wenig länger auf als sonst, plaudern mit Carsten und füllen in aller Ruhe unsere Mägen und Trinkflaschen.

Es sind zwar nur noch vierzehn Kilometer bis ins Ziel, aber die verlangen uns noch einmal alles ab. Mal überholen wir, dann werden wir überholt.

Nachdem wir an einer alten Burgruine vorbeigelaufen sind, befinden wir uns endlich auf dem Radweg, der sich durch die berühmten Südtiroler Obstplantagen noch drei Kilometer bis ins Ziel schlängelt.

Obwohl es mit leichtem Gefälle nach Latsch geht, wollen wir nicht mehr laufen, sondern vielmehr die letzten Meter genießen. Wir reden nicht. Meine Gedanken kreisen um gar nichts. Ich will mich auf den Moment des Zieleinlaufes voll konzentrieren, damit ich ihn genießen kann. Dazu müssen alle anderen Gedanken aus dem Kopf verbannt werden.

Die Sonne strahlt vom blauen Himmel, als wir nach fünf Stunden und fünfundvierzig Minuten, knapp neunundzwanzig Kilometern und 1817 Höhenmetern auf die Zielgerade einbiegen.

Die letzten fünfzig Meter laufen Harald und ich ins Ziel. Hand in Hand, alle Hände gen Himmel gereckt.

Tina, die Aussteller, das Rescue-Team und viele Leute des Organisationsteams von Plan B haben sich hinter der Ziellinie versammelt, um mir zu gratulieren.

Sie und Harald haben mich die letzten acht Tage begleitet, mit mir gelitten, mich aufgebaut, mich unterstützt und mich mitgetragen ins Ziel.

In vielen Augen glitzern Tränen, ich selbst habe nur ein Lächeln im Gesicht. Ich fühle mich so großartig wie nie zuvor, so frei wie ein Vogel im Wind. Was ich niemals zu hoffen gewagt hätte, ist geschehen: Ich bin zu Fuß über die Alpen gelaufen! Ich habe Aussichten genossen, die mir immer wieder einen wohligen Schauer über den Rücken jagen – und ich habe gekämpft und gewonnen! Ich befinde mich in einer Art Schwebezustand, völlig abgehoben, auf der sprichwörtlichen Wolke Sieben schwebend.

Was kann nun noch folgen? Na, die obligatorische Sektdusche und ein Tanz mit Harald zum Song *Stand Up for the Champions*, den Sven extra für uns aufgelegt hat.

Die Medaille hängt um den Hals, das Finisher-Shirt ist übergestreift, die Urkunde halte ich fest in meiner Hand.

Ich habe es geschafft, mit Harald an meiner Seite.

Acht Tage, vier Länder, 238 Kilometer, 15422 Höhenmeter – und viertausend Volt von einem perfekt arbeitenden Och.

Fünfzig Stunden, vierunddreißig Minuten und zweiundvierzig Sekunden für das Buch der Erinnerungen. Mehr als nur ein Moment. Ein nachhaltiges Kapitel, das dieses Buch gefährlich füllt.

Aber Platz für Taten ist immer in meinem Leben, denn: *Stillstand ist der Tod.**

---

* zitiert aus »Bleibt alles anders« von Herbert Grönemeyer

Danksagungen

Ich bedanke mich bei all denen, die mich zu diesem Buch ermutigt und inspiriert, die mich unterstützt und mich in meinem Leben positiv beeinflusst haben.

Danke an Harald für Momente, so wertvoll und wunderschön wie der Regenbogen, und gemeinsame Blicke in Nächte voller Sternschnuppen, für echte Gefühle und dafür, dass Du mich (er)trägst.

Danke an Mutti und Paps, dass ihr mir so großartige Werte vermittelt habt und mich zu dem gemacht habt, was ich bin.

Danke an Britta für die vielen gemeinsamen Kindheitserinnerungen und dafür, dass Du die Passion zum Laufen mit mir teilst.

Danke an Haralds Mama für die ehrliche Art, offene Arme und ein großes Herz.

Danke an Tina für das Titelfoto.

Danke an Anja für die Zeichnungen von Merlin und Pickwick.

Danke an Andy für das Autorenfoto.

Danke an Nele für die Carbonara-Sessions mit intensiven Gesprächen und dafür, dass Du Dich mit mir gemeinsam über rosarote Kleinigkeiten freuen kannst.

Danke an Christian für zahlreiche Schafbäder, eine medizinische Rundum-sorglos-Betreuung meiner Hunde und schonungslose Ehrlichkeit.

Danke an Kirstin für lange Nächte mit inspirierenden Gedanken.

Danke an Stefan für den Hundesitter-Service.

Danke an Frauke L. für die Geduld mit mir und meinen Hunden.

Danke an Frauke B. für die liebevolle Betreuung der Hunde.

Danke an Ralf für die grandiosen Trainingspläne.

Danke an Wolfgang für die Komposition des Songs *Der erste Tag vom Rest meines Lebens* für mich.

Danke an Guidant und Boston Scientific für die Herstellung von Ted, Bob, Och und Lilly Latitude und die Unterstützung.

Danke an Oomph! für die motivierende Musik.

Danke an Plan B für die einzigartige Chance auf einen Finish beim Transalpine-Run.

Danke an die Arztpraxis Kunz/Burgei-Seifert für Menschlichkeit und Kompetenz.

Danke an das Team der Kerckhoff-Klinik für jahrelange beste medizinische Versorgung.

Danke an das Herz- und Kreislaufzentrum Rotenburg, insbesondere Klaus und Stefan für offene Ohren und helfende Hände.

Danke an das Team der Gefäßchirurgie der Universitätsklinik Frankfurt für die tolle medizinische Betreuung.

Danke an die Tierklinik Hofheim, insbesondere Stefan Rupp, für die fachkompetente Betreuung meiner Hunde.

Danke an Bergman, Tristan, Anneliese Gummistiefel, Fräulein Tausendschön und Alfred – stellvertretend für all die tollen Schafe dieser Welt.

Danke an Basti, Merlin, Pickwick, Blue, Fritzi und Hipa für die bedingungslose Liebe und die Farbe, die ihr in mein Leben gebracht habt und bringt.

Ich danke dem Mond, den Sternen, der Sonne und dem

Regenbogen, dem Meer und den Bergen, die mir immer aufs Neue zeigen, was Leben ist.

Ich danke dem Tod, dass er mir immer wieder einen kleinen Vorsprung lässt, um ihm zu entkommen.

Zitatnachweise

S. 7
Herbert Grönemeyer: *Bleibt alles anders*
Text und Musik: Herbert Grönemeyer
aus dem Album: *Bleibt alles anders* (1998)

S. 55
Herbert Grönemeyer: *Der Weg*
Text und Musik: Herbert Grönemeyer
aus dem Album: *Mensch* (2002)

S. 164
Herbert Grönemeyer: *Stück vom Himmel*
Text und Musik: Herbert Grönemeyer
aus dem Album: *12* (2007)

S. 177
Herbert Grönemeyer: *Glück*
Text und Musik: Herbert Grönemeyer
aus dem Album: *Was muss muss* (2008)

S. 250
Herbert Grönemeyer: *Bleibt alles anders*
Text und Musik: Herbert Grönemeyer
aus dem Album: *Bleibt alles anders* (1998)

Lässt sich die große Liebe bewahren,
wenn sich nur noch einer an sie erinnert?

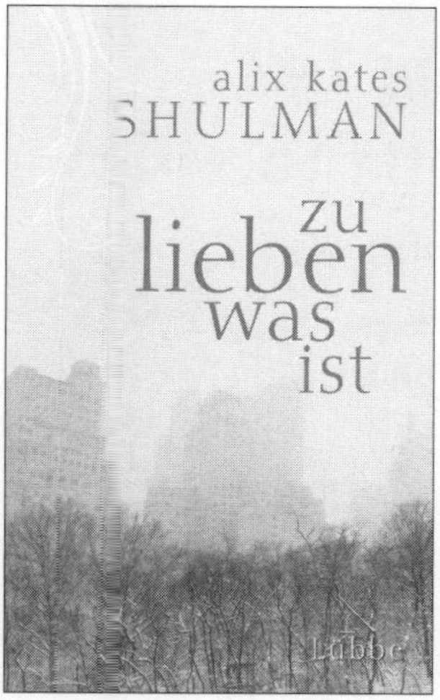

Alix Kates Shulman
ZU LIEBEN WAS IST
Aus dem amerikanischen
Englisch von
Veronika Dünninger
272 Seiten
ISBN 978-3-7857-2401-9

Als Alix den smarten Scott auf dem Sportplatz der Highschool zum ersten Mal sieht, ist es um sie geschehen. Doch erst in einem Sommerkurs kann Alix ihn auf sich aufmerksam machen. Was sie nicht zu träumen wagte, wird wahr: Scott bittet sie zu einem Rendezvous.
34 Jahre später steckt Alix gerade in ihrer zweiten Scheidung, als das Telefon klingelt. Es ist Scott, von dem sie viele Jahre nichts gehört hat. Ob sie sich mit ihm treffen wolle, möchte er wissen. Alix willigt ein, und obwohl beide vor neuen Beziehungen zurückschrecken, geben sie ihrer nie ganz verschwundenen Liebe eine Chance. Ein Happy End, eigentlich. Doch dann stürzt Scott eines Nachts, verletzt sich schwer – und nichts ist mehr, wie es war.

Lübbe Hardcover